LES EAUX MINÉRALES
DE VICHY

LEUR ORIGINE,
LEURS PROPRIÉTÉS PHYSIQUES ET LEUR COMPOSITION CHIMIQUE,
LEUR VERTU, LES MALADIES DANS LESQUELLES ON LES EMPLOIE,
ET LA MANIÈRE D'EN FAIRE USAGE;

SUIVIES D'UNE NOTE SUR L'UTILITÉ

DES VERRES GRADUÉS

POUR BOIRE LES EAUX A LA SOURCE

PAR

LE Dr CASIMIR DAUMAS

MÉDECIN CONSULTANT AUX EAUX DE VICHY,
MEMBRE CORRESPONDANT DE LA SOCIÉTÉ DE MÉDECINE DE BORDEAUX, ETC.
CHEVALIER DE LA LÉGION D'HONNEUR
ET DE L'ORDRE DE SAINT GRÉGOIRE LE GRAND
OFFICIER DE L'ORDRE DU NICHAN TUNISIEN, ETC.

QUATRIÈME ÉDITION

*Les eaux de Vichy, pour être salutaires,
doivent être employées à petites doses.*
(AXIOME 24.)

PARIS
LIBRAIRIE DE L. HACHETTE ET Cie
77, BOULEVARD SAINT-GERMAIN, 77

1866

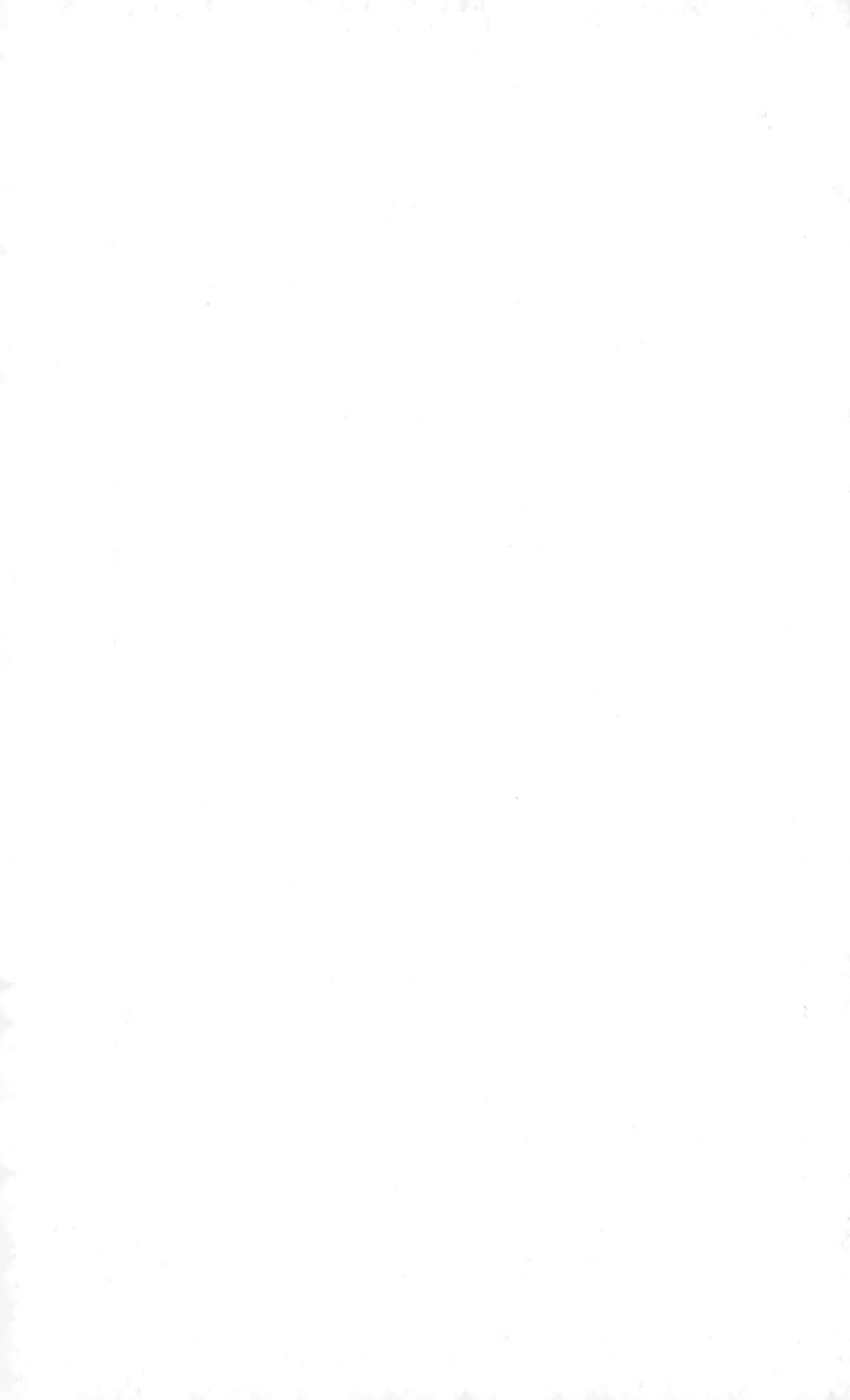

LES EAUX MINÉRALES

DE VICHY

IMPRIMERIE L. TOINON ET Cᵉ, A SAINT-GERMAIN.

LES EAUX MINÉRALES
DE VICHY

LEUR ORIGINE,
LEURS PROPRIÉTÉS PHYSIQUES ET LEUR COMPOSITION CHIMIQUE,
LEUR VERTU, LES MALADIES DANS LESQUELLES ON LES EMPLOIE,
ET LA MANIÈRE D'EN FAIRE USAGE ;

SUIVIES D'UNE NOTE SUR L'UTILITÉ

DES VERRES GRADUÉS

POUR BOIRE LES EAUX A LA SOURCE

PAR

LE Dr CASIMIR DAUMAS

MÉDECIN CONSULTANT AUX EAUX DE VICHY,
MEMBRE CORRESPONDANT DE LA SOCIÉTÉ DE MÉDECINE DE BORDEAUX, ETC.
CHEVALIER DE LA LÉGION D'HONNEUR
ET DE L'ORDRE DE SAINT GRÉGOIRE LE GRAND
OFFICIER DE L'ORDRE DU NICHAN TUNISIEN, ETC.

QUATRIÈME ÉDITION

*Les eaux de Vichy, pour être salutaires,
doivent être employées à petites doses.*
(AXIOME 24.)

PARIS
LIBRAIRIE DE L. HACHETTE ET Cie
77, BOULEVARD SAINT-GERMAIN, 77
—
1866

DÉDICACE

DE LA PREMIÈRE ÉDITION

J'adresse ce travail modeste à mes confrères étrangers à la pratique des eaux. Ce n'est pas une étude complète que je leur offre, mais un résumé des indications qui se rattachent de plus près aux sources de Vichy. J'ai essayé de suppléer, dans une faible mesure, aux observations que leur éloignement les empêche de faire, et de réunir en quelques pages les renseignements nécessaires pour qu'ils puissent diriger, en connaissance de cause, leurs malades vers nos thermes. — Les eaux minérales constituent la ressource la plus précieuse de la thérapeutique contre les maladies chroniques : c'est un bien que l'habitude de leur usage se propage et se généralise, et le bien serait plus grand encore si nous parvenions à déterminer la portée exacte et les résultats complets de cette médication. Pour cela, le concours de nos confrères nous est indispensable. Il serait à désirer que chaque malade, en venant aux eaux, apportât son histoire pathologique, écrite par son médecin ordinaire, auquel nous transmettrions, en retour, les détails précis et les effets immédiats de la cure, et qui aurait ensuite à surveiller et à nous faire connaître les effets consécutifs du traitement.

Si cet appel est entendu, ce petit livre aura peut-être une portée utile, et j'aurai bien employé mon temps, dans l'intérêt de la science et dans l'intérêt des malades.

Avril 1860.

PRÉFACE

DES ÉDITIONS SUIVANTES

L'année dernière (1862) j'ai publié sur les eaux de Vichy une *Notice scientifique et médicale*, à laquelle j'emprunte la préface suivante, qui résume, en quelque sorte, l'idée fondamentale de ce livre.

« La question médicale des Eaux minérales de
» Vichy, telle que j'ai essayé de la poser il y a deux
» ans (1860), a été favorablement accueillie par
» plusieurs de mes confrères et par le public. — S'il
» m'était permis de rechercher les causes de cet
» accueil bienveillant, je les trouverais peut-être
» dans le soin scrupuleux que j'ai mis à éloigner de
» ma pensée, en écrivant, toute autre influence que
» celles de l'intérêt des malades et de la vérité, et
» surtout dans la fermeté avec laquelle j'ai, *le pre-*
» *mier*, combattu la largeur des prescriptions médi-
» cales et préconisé les *petites doses*, comme la
» condition indispensable d'une bonne médication
» à Vichy. Cette priorité, je suis heureux de pou-
» voir la revendiquer et m'en faire un mérite, en

» dehors assurément de toute prétention scienti-
» fique ; mais parce que je crois avoir, dans son
» objet, rendu un grand service aux malades qui
» fréquentent nos thermes.

» Lorsque M. Petit entreprit de faire revivre à
» Vichy la malheureuse doctrine de l'*acide* et de
» l'*alcali*, usée et oubliée déjà depuis deux siècles[1],
» on sait avec quel enthousiasme le public adopta
» la méthode de la *saturation*, qui en est le com-
» plément. Autour de chaque fontaine, la foule
» égarée vint faire assaut de bravoure et d'intempé-
» rance. On ne voyait que buveurs avides et acides,
» buveurs altérés qui s'alcalisaient et se saturaient...
» à en mourir. Mais, aussi bien, il faut le dire,
» chaque malade comprenait à merveille le méca-
» nisme de la guérison ! Il pouvait parler, comme un
» Maître, du principe originaire des maladies, de la
» *neutralisation* des acides par les alcalis — toute la
» médecine de M. Petit ! — et cela flatte toujours.
» Cela explique aussi la grande réputation de l'an-
» cien inspecteur, réputation malheureuse s'il en fut
» jamais, puisqu'elle parut triompher du génie si
» éminemment médical de Prunelle.

» En général il faut, en médecine, se défier des
» théories, surtout de celles que tout le monde peut
» comprendre. La théorie de M. Petit, sans avoir le

---

1. Claude Fouet 1686.

» mérite de la nouveauté[1], était, tout à la fois,
» contre le sens commun et contre le sens médical,
» contre la raison et contre les faits.

» Son tort le plus grave, assurément, fut de ne
» tenir aucun compte de l'activité puissante des eaux
» de Vichy.

» Par suite, les malades s'étaient habitués à con-
» sidérer celles-ci comme très-anodines. Ils bu-
» vaient, sans s'inquiéter autrement des accidents
» immédiats ou éloignés des eaux, et dans le but
» unique de détruire l'acide répandu dans l'éco-
» nomie. Puis, quand ils s'étaient bien alcalisés et
» saturés, deux, trois mois après la cure, la plupart
» se sentaient pris d'une faiblesse générale profonde
» et souvent irrémédiable. D'autres, après deux ou
» trois ans de succès, succombaient brusquement.
» Sur les quatre-vingts goutteux présentés à l'Aca-
» démie de médecine par M. Petit, comme ayant été
» guéris par sa méthode, il serait peut-être difficile
» aujourd'hui d'en compter deux, qui n'aient pas
» été inopinément enlevés par une rétrocession
» goutteuse. Et je ne parle ici que des accidents
» éloignés des eaux. Quoi de plus triste s'il fallait
» nous étendre sur les accidents immédiats et noter
» les insuccès du traitement! — Perdre, par l'excès
» même de la médication, les bénéfices qu'on devait

---

[1]. Voir notre *Lettre critique sur la prétendue action dissolvante et fluidifiante des Eaux de Vichy.*

» en espérer : se rendre plus malade, mourir quel-
» quefois, alors qu'on pouvait guérir!...

» C'est ainsi que d'un remède à tous égards pré-
» cieux et bienfaisant, une théorie erronée avait fait
» une arme dangereuse et mortelle. — On a mis
» longtemps à s'apercevoir de cette vérité, sur la-
» quelle nous reviendrons.

» A notre arrivée à Vichy, les idées de M. Petit
» étaient un peu abandonnées par quelques-uns de
» nos confrères, mais sa pratique restait en trop
» grand honneur. Dix, quinze et vingt verres d'eau
» étaient encore journellement prescrits aux ma-
» lades, et nous ne pouvions assez nous en étonner,
» nous qui avions la résolution prise d'appliquer à
» la thérapeutique spéciale des eaux les principes,
» un peu oubliés peut-être, de la thérapeutique
» générale.

» Pourquoi les maladies chroniques seraient-elles
» étudiées et traitées avec moins de sérieux et de
» prudence que les maladies aiguës ? Pourquoi la
» médication thermale serait-elle ordonnée à l'a-
» bandon, sans limites ni règles, au lieu d'être sur-
» veillée, dirigée, mesurée comme toute autre mé-
» dication ? La composition chimique des eaux de
» Vichy révèle, *à priori*, leur puissance d'action, et
» l'expérience est bientôt acquise de leurs effets vio-
» lents et dangereux, quand on les donne mal à
» propos et à doses élevées.

» Requis l'année suivante, en qualité de médecin
» civil, et chargé temporairement par le Ministre d'un
» service de médecine à l'hôpital thermal militaire
» de Vichy, il nous a été donné, par contre, d'ap-
» précier, dans des observations plus précises que
» n'en offre l'exercice de la médecine en ville, et
» contrairement aux traditions qui ont regné et rè-
» gnent encore dans cet hôpital, les avantages et le
» degré d'efficacité incomparablement plus grands,
» des eaux administrées à petites doses. C'est là que
» nous avons achevé de former nos convictions, et
» définitivement assis les règles de notre pratique.
» Les unes et les autres reposent sur des faits conscien-
» cieusement étudiés, et nous pouvons les résumer
» dans les deux principes suivants, que les malades
» feront bien de méditer, à savoir :

» Le premier,

» Que les eaux de Vichy, très actives sur l'éco-
» nomie, capables de mal autant que de bien, ne
» doivent être employées qu'avec réserve, avec la
» sagesse, les connaissances et le tact médical
» qu'exige toute médication énergique ;

» Le second,

» Que les succès ou les mécomptes de la cure dé-
» pendent absolument de l'administration des eaux,
» de la manière intelligente ou aveugle, modérée ou
» excessive de les ordonner et d'en faire usage.

» Et pour qu'on ne se méprenne pas sur le vague

» que peut laisser dans l'esprit le mot de *petites doses*
» dont nous venons de nous servir, nous indiquons
» la quantité de sept à huit cents grammes — en-
» viron trois verres par jour — comme la dose
» *maximum*, que toujours il soit au moins inutile,
» sinon dangereux, de dépasser, et que nous at-
» teignions rarement dans nos prescriptions ordi-
» naires. »

— 1863.

*
* *

Telles sont les idées que nous avions essayé de développer dans ce livre, pour lesquelles, depuis, nous n'avons cessé de lutter et qu'aujourd'hui encore, après une expérience plus vieille de trois années et garantie par des faits nombreux, consciencieusement et sévèrement étudiés et notés ; aujourd'hui, nous consacrons avec une foi plus vive et une conviction plus éclairée et plus ferme. Là est la vérité : et nous pouvons dire que le système des *petites doses* a conquis l'assentiment de tous les médecins étrangers à la pratique thermale. Question de sens commun, de raisonnement et de science thérapeutique.

Quelques-uns de nos confrères des eaux l'ont adopté et l'appliquent : je les en remercie sincèrement. Un, parmi eux, ignorant sans doute la prose récemment signée de son nom, a tenté même de me le prendre et de s'en faire un panache : c'est bon signe[1]. Mais ce qui vaut mieux, ce qui est certes d'un ordre d'appréciation plus élevé et plus utile, c'est que dans l'esprit et dans les habitudes des buveurs, la méthode de la *saturation* a perdu son empire et décline à vue d'œil. C'est un succès dont nous devons nous féliciter avec eux et pour eux.

Dr Casimir DAUMAS.

Mars 1866.

---

[1]. Voir la *Note sur les Verres gradués.*

LES
EAUX MINÉRALES DE VICHY

Vichy (*Vicus Calidus*), la bourgade aux eaux chaudes, est la plus brillante et une des plus anciennes stations thermales de France. Située sur une des rives de l'Allier, au centre d'un bassin entouré de toutes parts par des collines peu élevées, elle servait déjà, il y a plus de deux cents ans, de lieu de rendez-vous aux habitants de la contrée et aux malades riches, qui pouvaient venir de plus loin, essayer la puissance curative de ses eaux. Le premier Intendant des eaux date de Henri IV, qui l'institua par un édit de 1603.

Madame de Sévigné nous a laissé de charmants petits tableaux que tout le monde connaît, des thermes de Vichy, des mœurs du pays, de la qualité et des habitudes des buveurs de son temps. Il y a dans ses lettres, rendues par là doublement intéressantes, presque autant de bonne médecine et beaucoup plus de littérature, que dans les écrits des médecins de l'époque. On y voit figurer une foule de noms que l'histoire nous a conservés, au milieu de la société élégante et précieuse à laquelle l'aimable marquise appartenait. Les lettres de madame de Sévigné, du reste, c'est de l'histoire, et l'on peut se convaincre, en les lisant, que les grands seigneurs d'autrefois, avec moins de bien-être, pour tout ce qui touche à la vie aux eaux, n'avaient pas plus d'imagination que les baigneurs de nos jours pour se distraire et égayer leurs loisirs.

L'usage était alors de se visiter plus souvent, de passer de longues heures à voir danser la bourrée, et le reste du temps à admirer le paysage. « Je vais
» être seule, et j'en suis fort aise; pourvu qu'on ne
» m'ôte pas le pays charmant, la rivière de l'Allier,
» mille petits bois, des ruisseaux, des prairies, des
» moutons, des chèvres, des paysannes qui dansent
» la bourrée dans les champs... »

La charmante femme rêvait dans ses promenades des délices de l'Astrée, et, en dépit de son rhumatisme goutteux, se tenait prête à voir apparaître à chaque pas et venir à elle un berger du Lignon. — De nos jours on se laisse moins aller à de semblables espérances; mais, à tout bien peser, et le paysage étant resté le même, il vaut encore mieux, croyons-nous, vivre et se baigner à Vichy au dix-neuvième siècle, que s'y être baigné et y avoir vécu au dix-septième.

Je vais plus loin : notre époque est trop au-dessus

d'un rapprochement de ce genre et je m'étonne presque d'avoir pu l'indiquer. On ne se fait pas, en général, une idée suffisamment juste de cette société si souvent décrite et tant admirée du XVIIe siècle, et on oublie trop l'absence de soins et de propreté, les négligences et les indélicatesses physiques qu'elle cachait sous son grand apparat. Mais vraiment, il fut bien inspiré le délicat roi Louis XIII, lorsque, voulant prendre à la dame de ses soupirs, mademoiselle de Hautefort, un billet galant que la belle avait caché dans son sein, il s'arma d'une pincette !....

Tout ce grand monde ne se baignait pas ; il ne se baignait jamais. Il fut hydrophobe. M. Michelet, je crois, a défini le siècle de François Ier, la gale. Le XVIIe siècle c'est aussi la gale. La gale et tous les parasites, le châtiment de toutes les impuretés du corps... Henri IV, à cheval sur les deux époques, en est la formule hygiénique : galanterie et malpropreté.

En parcourant le registre, sur lequel Hérouard, premier médecin de la cour, a inscrit pendant vingt-huit ans, jour par jour, ses prescriptions, et heure par heure tous les actes du roi Louis XIII, on ne s'aperçoit pas que la triste Majesté, dévorée de mélancolie et de bile noire, se soit jamais baignée une seule fois. Le roi Soleil, de son côté, a pris un bain dans toute sa vie, et se lavait les mains, c'est-à-dire le bout des doigts, avec de l'esprit-de-vin. Et madame de Longueville, la belle exhumée par M. Cousin, et si artistement, si amoureusement célébrée, portait des jupons sales, au dire de Bussy-Rabutin, et sentait mauvais *intus et extra*...

Assurément, ce sont là des révélations désobligeantes et des détails qui répugnent. Mais nous lisons dans le *Journal de la santé du roi*, tenu successivement par Fagon et deux de ses confrères, que le grand Roi se complaisait à prendre médecine, si bien que, dans une seule année, il se purgea plus de deux cents fois ! — Une autruche en serait morte : et cela eût mieux valu peut-être, que d'acquérir à ces exercices un ventre de bonze et ne se laver jamais.

Les buveurs d'autrefois, comme ceux d'aujourd'hui, paraissent d'ailleurs avoir été surtout préoccupés à leur manière des soins à donner à leur santé. « Dès le matin, on prend les eaux, dit ma
» dame de Sévigné, on les rend, on cause confiden
» tiellement de la manière dont on les rend, et cela
» dure jusqu'à midi. » Le reste de la journée, donné à la vie calme et contemplative, devait ensuite aider puissamment à l'effet salutaire du traitement. Mais il n'y avait pas alors à Vichy de véritable établissement thermal. Tout l'appareil balnéaire était renfermé dans un petit bâtiment, qui servait à peine d'abri contre les intempéries de l'air, et dont tous les malades, sans distinction, riches,

pauvres et grands seigneurs, hommes et femmes, se disputaient, — je me trompe... — ne se disputaient pas les rares baignoires. Ce bâtiment s'appelait la *Maison du Roi*. Sur la porte d'entrée on lisait cette rude et âpre inscription :

Lava te et porta grabatum.
Lavez-vous et emportez vos linges.

Je le crois bien !

On sait ce que madame de Sévigné a dit de la douche, et certainement cela peut paraître terrible ; mais dans nos mœurs et au point de vue de la propreté, les bains ainsi organisés devaient être, il faut en convenir, terribles et horribles tout à la fois. Aussi le traitement thermal, à cette époque, consistait principalement dans l'eau prise en boisson, et malgré des améliorations successives qui datent du voyage que firent à Vichy, en 1785, Mesdames Adélaïde et Victoire, tantes de Louis XVI, cela a duré ainsi jusqu'à l'entier achèvement, en 1829, de l'établissement thermal actuel.

Aujourd'hui l'établissement thermal de Vichy, dans son ensemble, est sans contredit le premier et le plus beau des établissements de France. Nous n'en faisons pas l'éloge au point de vue de l'art, mais au point de vue de ses dispositions intérieures et de son importance médicale. Il se compose de trois bâtiments séparés, ayant chacun un appareil balnéaire complet : le *grand bâtiment*, dont nous venons de parler, dû à l'initiative et à la munificence de Mesdames de France, le petit établissement de l'*hôpital* et le *nouveau bâtiment* que la Compagnie concessionnaire des sources a fait construire, pour répondre à la grande affluence des malades et aux besoins urgents du service. Tous ensemble, ils contiennent plus de trois cents cabinets de bains, une piscine et quarante cabinets de douches diverses, et comme chaque baignoire peut recevoir un nouveau malade toutes les heures, cela fait plus de trois mille bains qu'il est journellement possible de délivrer à Vichy.

On doit beaucoup à la Compagnie fermière, tant pour les travaux d'aménagement des sources, accomplis depuis sa gestion, que pour les grandes améliorations qu'elle a apportées dans le service intérieur. Les cabinets de bains sont propres, attentivement surveillés, suffisamment grands et bien aérés; les douches, organisées d'après un système nouveau, fonctionnent dans les meilleures conditions possibles; une salle d'inhalation a été ouverte où l'on peut respirer l'acide carbonique qui s'échappe des sources; tout enfin est disposé dans l'intérêt des malades et pour la plus grande facilité du traitement. Ce sont là des résultats qu'il faut savoir reconnaître et auxquels on doit applaudir, parce que la bonne organisation d'un établissement thermal contribue pour une grande part à l'efficacité des eaux;

et certainement l'administration, en multipliant entre les mains des médecins les moyens de remplir toutes les indications et les exigences du traitement, rend un véritable et réel service à la médecine et aux malades.

Nous ne pouvons terminer cette courte introduction sans parler de l'achèvement et de l'inauguration du *Casino*, construit d'après les plans et sous la direction de M. Badger, un architecte de talent et un homme d'esprit et de goût. Le nouvel édifice, que Vichy doit à la volonté et à la munificence de l'Empereur, n'a pas les prétentions grandioses et magistrales d'un véritable monument, mais il se distingue par un charmant aspect de coquetterie et d'élégance, ainsi que d'ailleurs il convient à une ville d'eau, dont les hôtes ne demandent qu'à se distraire agréablement et à s'égayer sans fatigue. Sur ce point l'administration et l'architecte ont fait preuve d'un heureux accord. La distribution intérieure, largement et habilement tracée, est surtout très-remarquable et révèle cette entente merveilleuse des besoins et de l'appropriation, dont les architectes anglais possèdent seuls le secret.

Nous indiquons seulement, laissant à d'autres le soin de décrire; mais nous marquons aussi, avec le *Casino*, une étape nouvelle dans cette voie d'amélioration et de progrès que l'administration suit avec un incontestable succès.

CHAPITRE PREMIER

CONSIDÉRATIONS GÉNÉRALES. — TOPOGRAPHIE. — GÉOLOGIE. — ORIGINE ET PROPRIÉTÉS PHYSIQUES ET CHIMIQUES DES EAUX DE VICHY.

Il y avait jadis à Vichy six sources, toutes naturelles, qui formaient la station thermale et pouvaient fournir aux besoins des malades ; aujourd'hui il y en a douze, sans y comprendre les sources de Saint-Yorre et de Cusset.

Cette augmentation, amenée en partie par des jaillissements nouveaux, est due principalement à des travaux de sondage exécutés dans ces dernières années. Les anciennes sources, celles qui existaient au XVIIe et au XVIIIe siècle, et dont une seule, le *Puits Carré*, était recueillie pour l'usage des malades, dans la *Maison du Roi*, se trouvent toutes renfermées dans l'espace compris entre les Célestins et le Grand Établissement, à une distance extrême d'un kilomètre environ. C'est cet espace qui constituait l'ancien bassin et qui constitue encore le vrai bassin de Vichy, dont le diamètre et la circonférence, par le fait de l'adjonction des sources nouvelles, ont été de nos jours considérablement agrandis.

Les anciennes sources sont : l'*Hôpital*, la *Grande-Grille*, le *Puits Carré*, le *Puits Chomel*, la source *Lucas* ou des *Acacias* et celle des *Célestins*.

Les nouvelles comprennent : le *Puis Lardy*, la *Nouvelle des Célestins*, celles du *Parc*, de *Mesdames*, d'*Hauterive* et de *Vaisse*.

Parmi ces dernières, une est naturelle, la *Nouvelle des Célestins*; les autres ont été obtenues à l'aide de forages ou puits artésiens. Cela fait, pour le bassin actuel de Vichy, sept sources naturelles et cinq artificielles ou artésiennes.

Une telle abondance d'eau jaillissant sur un même point reporte immédiatement la pensée vers les phénomènes qui la produisent. Question d'origine très-intéressante et que nous avons eu tort de négliger dans notre première édition, parce qu'elle préoccupe souvent les baigneurs à Vichy.

§ 1er

TOPOGRAPHIE. — GÉOLOGIE

De la topographie de Vichy nous parlerons brièvement. Littérature de paysage, genre froid et prétentieux. On va plus vite et on apprend mieux avec une locomotive et des rails. Les amis de la nature calme et souriante doivent entreprendre le voyage de Vichy. — On sait que madame de Sévigné s'y sentait entraînée à l'idylle par la tempérance du climat et la variété des sites. Frais vallons, coteaux fleuris, vergers odorants, bouquets d'arbres le long des prairies. Les hautes montagnes de l'Auvergne que l'on voit poindre là-bas, aussi loin que la vue peut aller, envoient des nuages de brume qui retombent en gouttelettes de rosée sur le vert feuillage. Le paysage y est sans force, mais non sans agrément, et il lutte d'harmonie et de douceur avec le tempérament des hôtes qui viennent l'admirer.

Il serait difficile, en effet, de trouver un coin de terre mieux disposé pour donner les plaisirs modérés et les émotions paisibles qu'exige la nature dolente et affaiblie des malades et des convalescents.

Vichy, avons-nous dit, occupe le centre d'une vallée dominée de toutes parts par des collines peu élevées. Il est très-important, pour l'intelligence des phénomènes géologiques, que le lecteur se fasse une idée très-nette de cette configuration. Qu'on se représente alors un entonnoir ou un saladier, rempli de terre jusqu'à deux doigts de ses bords. Pour plus de précision, on peut, par-ci par-là, échancrer les bords au niveau du remplissage ou les découper en festons. C'est par une de ces échancrures que l'Allier pénètre dans la vallée et la traverse, du nord au sud, sur une longueur de quatre à cinq lieues.

On rattache avec raison le bassin de Vichy à la géographie de la Limagne, c'est-à-dire à cette longue succession de plaines, encaissées dans des coteaux, qui se donnent la main et s'étendent, suivant le cours de l'Allier, depuis les montagnes de l'Auvergne jusqu'au Bourbonnais. Il y a, en effet, entre les divers points de cette contrée, une parenté de figure, d'aspect et de constitution intérieure impossible à méconnaître. Mais c'est avec moins de raison peut-être qu'on a supposé que cette vaste étendue de terre occupe aujourd'hui l'emplacement d'un lac immense, lac d'eau douce, dit-on, et d'autres ont ajouté que cette eau s'était peu à peu dirigée, par des rivières et des ruisseaux, jusqu'à la mer, — on demande : où est la mer? — et qu'enfin toutes ces voies d'écoulement s'étaient réunies en une seule pour former l'Allier.

Si les plaines de la Limagne, y compris la vallée de Vichy, ont été jadis submergées, c'est possible, du temps de l'arche de Noé, et nous devons le croire pour rester fidèles à l'Écriture. Mais si ces mêmes plaines ont primitivement formé un lac, voilà ce qu'on ignore, parce que rien ne le démontre, et celui même de nos confrères qui l'affirme,

Comment le *saurait-il*, puisqu'il *n'était* pas né?

Question oiseuse, d'ailleurs, et qui ne vaut pas d'être, ici, traitée sérieusement. L'existence de ce grand lac fût-elle admise, elle serait absolument inutile, nous le notons, pour le sujet qui nous intéresse.

Dans ces vastes plaines de la Limagne, il est probable que le feu et l'eau se sont rencontrés souvent dans une même action formatrice du sol; mais le rôle de Pluton fut un rôle capital, tandis que l'office de Neptune fut celui d'un accessoire, et, sur le point particulier de l'origine des sources de Vichy, le dieu des ondes eût-il amené dans ce lieu ses deux Océans, eût-il, pour mieux marquer sa trace, roulé des cailloux — ces mêmes cailloux qu'on nous montre et que nous ne nions pas — et frappé les rochers humides à coups redoublés de son trident, ce n'est pas à lui que les générations actuelles doivent le moindre filet d'eau minérale et thermale. Il n'a pas même contribué à former les sources. Et ici il nous paraît intéressant de rapporter l'opinion des Chinois, qui sont d'un avis contraire sur l'origine des eaux thermales.

« Là, disent les savants du Céleste Empire, les es-
» prits de la sécheresse et de l'humidité se sont livré
» bataille. Lutte terrible, car la rage des combat-
» tants fut telle que les principes ennemis restèrent
» indissolublement confondus sur le théâtre de leur
» combat. »

Assurément, pour avoir de l'eau chaude, le moyen est ingénieux et bon de la mettre ainsi près du feu.

Le grand lac dont il est parlé aurait pu s'échauffer par le même procédé. Mais, dans l'application particulière, les Chinois se trompent. Les personnes qui pourraient croire que la prétendue inondation de la Limagne entre, pour une cause quelconque, dans la formation des sources de Vichy se trompent aussi. Voilà la seule chose qui importe et que nous tenions à bien constater.

*
* *

Laissons de côté les plaines de la Limagne et bornons-nous à la vallée de Vichy. Nous l'avons comparée à un entonnoir rempli de sable ; rien n'est plus juste, et nous reprenons la comparaison.

Tout le monde s'accorde à reconnaître que les roches qui constituent les parois et le fond de l'entonnoir sont de nature et de formation différentes de celles des terrains qui le remplissent. Pour former les premières, il a fallu l'action violente et isolée des forces volcaniques. Les secondes, au contraire, sont dues à l'action combinée du feu et de l'eau. Ainsi, les véritables assises, les assises primitives du sol de Vichy, en vertu de ce principe vulgaire, qu'avant de remplir un entonnoir il faut l'avoir, sont les roches d'*éruption*, roches ou *formations ignées* ou *volcaniques*, comme on voudra les nommer. Puis sont venus les terrains de *sédiments*, terrains *lacustres* ou d'*al-*

luvion, qui se sont déposés par couches successives, de façon à combler lentement l'abîme primitivement formé.

L'étude qui a été faite de la nature de ces terrains a démontré qu'ils sont composés de marne argileuse et de sables calcaires dans toute leur profondeur. Leur couleur est blanchâtre ou grisâtre, suivant les points. Dans les environs du Sichon, par exemple, cette dernière teinte est très-prononcée.

Dans les divers sondages qu'on a pratiqués, la sonde a constamment été arrêtée, à une certaine profondeur, par une couche argileuse rougeâtre, « paraissant régner partout au même niveau, dit M. Dufresnoy, inspecteur général des mines, et divisant le terrain d'alluvion en deux parties ». C'est comme une planche étendue horizontalement. Au-dessous de cette couche, il y a des sables de même nature et de même couleur qu'au-dessus, c'est-à-dire des marnes et des argiles calcaires, mélangées, ocreuses, ayant peu de consistance, et facilement perméables.

Raisonnons maintenant sur ces résultats positifs, de manière à confirmer ce que nous avons dit de la formation du sol.

Une remarque essentielle et qu'il ne faut pas perdre de vue dans une étude géologique, c'est que les roches volcaniques se distinguent des terrains d'alluvion, moins peut-être par leur composition que par leur forme et leur structure. Ainsi, dans les unes comme dans les autres, entre autres éléments il y a de la chaux ; seulement cette substance se trouve à l'état de cristallisation, *toujours* dans les roches éruptives et *jamais* dans les formations aqueuses. Un bel exemple à l'appui de ce fait, c'est le rocher des *Célestins*, énorme masse d'aragonite, qui ressemble si peu d'aspect aux calcaires argileux qui l'entourent. Pourtant l'aragonite est une espèce de carbonate de chaux, mais c'est du carbonate de chaux *cristallisé*.

La *cristallisation* est donc, en géologie, la pierre de touche de la force créatrice.

Partout où l'on rencontre, à la surface ou dans les profondeurs de la terre, des produits qui portent son empreinte, on est assuré que le feu et les éruptions volcaniques les ont engendrés. Là, au contraire, où la cristallisation est absente, les terrains sont dus à l'action de l'eau. C'est donc avec raison que nous avons établi une différence d'origine entre les roches qui forment l'enveloppe du bassin de Vichy et les terres qui le remplissent. Ces roches sont toutes, comme celles des Célestins, de forme cristalline, et toutes elles représentent des épanchements volcaniques. Ce sont des porphyres et des basaltes, composés de quartz, d'aragonite, d'amphibole, c'est-à-dire des combinaisons d'acide silicique avec la soude, la potasse, la magnésie, la chaux, le fer, le manganèse, etc., combinaisons dans lesquelles ces derniers produits sont en excès. Nous les retrouverons d'ailleurs en abondance dans les eaux minérales.

Dire maintenant comment les terrains d'alluvion ont pu se déposer dans cette enceinte éruptive et la combler, est chose facile. L'eau du dehors, en arrivant par des pentes naturelles au fond de cette excavation, attaquait la surface des roches et détruisait, en les ramollissant, leur état de cristallisation. Elle leur enlevait des parcelles de leurs éléments pour les dissoudre et les réduire en grains de sable, les mêlant avec tous les détritus ramassés dans son courant, les pétrissant en boue argileuse, qu'elle laissait ensuite se déposer par couches successives, au fur et à mesure que la chaleur du ciel et les émanations brûlantes de la terre la faisaient s'évaporer. Ainsi se sont élevées successivement les assises des terrains lacustres, et c'est ce qui explique pourquoi on trouve, mêlés aux sables et aux calcaires qui les composent, des débris de roches éruptives, des fragments de porphyre, des scories et des déjections volcaniques à peine altérées.

Et pour accomplir ce travail d'érosion et de sédimentation, a-t-il fallu un lac immense? Est-il besoin surtout d'un lac qui aurait fui vers la mer, après avoir fait le coup? Non, certes! Comment se forme la vase des étangs, comment se forme la boue des torrents et la poussière des montagnes ? L'air atmosphérique attaquant les roches par l'oxygène et l'acide carbonique, les eaux de pluie en se renouvelant et en courant sur la pente des collines et une flaque humide ont pu suffire à cette action, et ils l'ont accomplie en se consumant dans leur création.

Il est bon d'ajouter, en dernière remarque, que les faits dont il est question se continuent tous les jours sous nos yeux et à notre insu, mais que le bassin de Vichy était peut-être déjà comblé au temps du déluge.

§ II

ORIGINE DES EAUX

Supposons maintenant que de tout ce terrain d'alluvion, amassé avec le temps, il ne reste plus trace, et creusons la vallée jusqu'à la roche dure, de façon à nous la représenter telle qu'elle a dû exister primitivement.

D'après certains sondages, l'épaisseur des sables qui la remplissent varie entre cent cinquante et deux cents mètres. Cette épaisseur mesure la profondeur qu'il nous faudra atteindre pour en toucher le fond.

Or c'est sur ce fond même, et nullement dans les terrains supérieurs, que l'on doit chercher l'origine des eaux thermales.

Au commencement, alors que la croûte du globe n'avait point acquis l'épaisseur et la consistance qu'elle a maintenant, il a dû se passer en ce lieu d'étranges et splendides phénomènes. Tandis que les volcans de l'Auvergne, le Mont-Dore et ses acolytes, vomissaient des torrents de lave, la terre a dû ressentir au loin les terribles ondulations de la poussée volcanique et être soulevée et déchirée en plus d'un point. Si nous disions toute notre pensée sur la vallée de Vichy, nous écririons qu'elle résulte du déchirement des montagnes qui la circonscrivent, lesquelles, réunies d'abord en une masse compacte, ont été ensuite écartées par une action ultérieure du feu central, peut-être celle qui a produit le rocher des Célestins.

Quoi qu'il en soit, la surface de la terre ne se soulève pas en un point, sans produire en un autre point un affaissement correspondant. Partout aussi, dans le voisinage des volcans, on trouve cette surface percée de trous et de déchirures, qui sont les orifices de concavités ou cavernes souterraines, lesquelles, irrégulièrement superposées et communiquant les unes avec les autres, pénètrent et arrivent en contact plus ou moins direct avec la masse ignée centrale. C'est par ces orifices que les vapeurs produites par les matières en ébullition et emprisonnées sous l'écorce du globe trouvent une issue au dehors et se répandent dans l'atmosphère. Une comparaison rend l'idée plus nette : appelons-les des orifices de cheminée. C'est au centre de la terre qu'est le foyer ou la chaudière.

Dans les grandes éruptions, pendant que le feu central concentre tous ses efforts sur un point et que les laves bouillonnantes se soulèvent et se précipitent vers la bouche des cratères, ces cheminées sont au repos. Quelques-unes se ferment et sont remplacées par d'autres. Mais après l'éruption, quand les laves se retirent du cratère, on les voit reprendre leur activité et donner passage non plus, comme les volcans, aux matières fondues, mais à leurs *émanations*, je souligne le mot. Celles-ci fument, celles-là déjettent des scories pulvérulentes, d'autres lancent des colonnes d'eau, d'où le nom qu'on leur a donné de *volcans d'eau chaude*.

Il importe de bien saisir le mécanisme et la succession de ces deux phénomènes.

Au centre du globe un feu permanent et des masses de matières en fusion, qui tantôt se soulèvent sous l'effort d'une violente poussée souterraine et s'épanchent par la bouche de volcans ouverts, tantôt bouillonnent sans effervescence et n'envoient au dehors, par des fissures et des orifices plus étroits, que des émanations brûlantes de gaz, de vapeurs ou d'eau.

— Là est toute la théorie des eaux thermales, et il devient facile d'expliquer non-seulement leur production, mais encore leurs températures inégales et leur nature.

Qu'il s'agisse des épanchements de laves ou des simples émanations ignées, la vapeur d'eau, on le sait, joue un rôle considérable dans les phénomènes volcaniques. Mêlée à d'autres fluides élastiques, tels que l'acide carbonique et les gaz fournis par les matières fondues, elle s'échappe en colonnes de fumée par la bouche des volcans, avant, pendant et après les éruptions. C'est elle qui forme au-dessus des cratères ces gros nuages qui, après avoir erré quelque temps dans l'atmosphère, se condensent et crèvent en pluies torrentielles ; et, soit dit en passant, quoique le Mont-Dore et le Puy-de-Dôme soient bien éteints, elle est encore la cause unique des brouillards épais qui couronnent leurs cimes et déterminent dans toute la contrée de si fréquents orages.

De même, les émanations intérieures qui succèdent aux éruptions et les remplacent longtemps même après que l'activité volcanique est éteinte, sont composées aussi de vapeurs d'eau, d'acide carbonique et des évaporations de la masse ignée centrale. Elles cheminent en s'élevant à travers les déchirures et les concavités de l'écorce terrestre et montent vers l'atmosphère, où elles arrivent d'autant plus épaisses et plus fumantes, qu'elles auront suivi une route plus directe.

Supposons maintenant que, dans leur trajet ascensionnel, elles aient le temps ou la longueur de se condenser et de se refroidir, jusqu'au degré de chaleur où la vapeur d'eau passe à l'état liquide : — au lieu d'une colonne de fumée, on verra jaillir une *source*.

Telles sont l'origine et la formation de la plupart des eaux thermales et minérales.

Il n'est pas difficile à la suite d'expliquer l'inégalité de leurs températures entre 0 et 100 degrés. Elle tient aussi à la longueur inégale de la route qu'elles ont dû parcourir avant d'arriver à fleur de terre, et, pour les sources d'une même localité, le point de départ étant le même, celles-là seront les plus chaudes qui auront suivi une direction moins sinueuse et séjourné moins longtemps dans l'intérieur de la terre. — Quant à leur nature, elle se déduit de la nature même des roches qui les voient sourdre, et cela doit être, puisques ces roches, épanchées à l'état de laves, maintenant refroidies, ont fait partie jadis de la masse ignée d'où les sources émanent. Aussi verrons-nous, à l'analyse des eaux de Vichy, qu'elles contiennent, unies à l'acide carbonique, toutes les substances alcalines que nous avons signalées en si grande abondance dans les assises primitives du sol.

Il est vrai qu'on arrive à un semblable résultat, en expliquant l'existence des eaux minérales par l'infiltration des eaux de pluie, lesquelles s'échauffent en pénétrant dans les profondeurs de la terre et reviennent à la surface chargées des principes enlevés aux roches qu'elles ont traversées. Mais dans le cas particulier, il nous faudrait courir jusqu'aux Cévennes pour trouver le commencement de cette infiltration, et puisque ici la terre est fracturée et broyée à l'intérieur par l'effet des commotions volcaniques les plus violentes, il nous paraît plus simple de nous en tenir à la théorie des *émanations*. Et la chose la plus simple se trouve être la seule vraie, puisque, suivant la précieuse remarque de M. Bouquet, les eaux de Vichy contiennent, par rapport à la potasse, une proportion de soude quatre ou cinq fois plus grande que celle des roches éruptives. Or, les roches, comme les plus belles filles et avec la meilleure volonté possible de fusion, ne peuvent donner aux eaux une quantité de soude qu'elles n'ont pas. En science, d'ailleurs, cent fois sur cent la ligne la plus courte est aussi la meilleure.

Les sources minéro-thermales de Vichy, situées en pays comble, offrent une disposition différente de celles des pays de montagnes, comme les Alpes, les Pyrénées et le Mont-Dore. Chez ces dernières, les eaux jaillissent des roches primitives au niveau même du sol, et cette circonstance rend plus sensible leur origine volcanique. A Vichy, au contraire, il n'y a que la source des *Célestins* qui offre une disposition analogue et sorte directement de son rocher cristallin. Pour toutes les autres, l'orifice de la cheminée ascensionnelle, au lieu de s'ouvrir sur les hauteurs ou sur la pente des montagnes, débouche au pied de ces mêmes montagnes. Elles s'épanchent au fond de la vallée ou de cet entonnoir que nous avons figuré, au-dessous du terrain d'alluvion qu'elles ont sans doute contribué à former, et qu'elles sont obligées de traverser pour arriver à la surface.

Cette disposition ne change rien à leur origine ni à leur composition, mais elle peut influer sur leur température en l'abaissant.

M. Dufresnoy considère les couches inférieures des terres argileuses « comme une espèce d'éponge qui reçoit les eaux de la cheminée ascensionnelle et les transmet à la surface, soit par des puits artésiens naturels, comme le *Puits Carré*, soit par des ouvertures tubulaires qu'on pratique dans sa masse, au moyen de forages. » — Sans vouloir contredire une opinion si bien appuyée, nous ferons remarquer seulement qu'elle paraît donner raison à un grand nombre de buveurs, qui croient qu'on ne peut venir à Vichy en septembre, parce que les eaux de pluie, s'étant mêlées aux eaux minérales, les ont refroidies et rendues troubles; ce qui est une erreur et un préjugé.

Les sources de Vichy n'empruntent rien aux terrains d'alluvion qu'elles traversent.

Elles ne reçoivent rien des eaux pluviales, *avec lesquelles elles n'ont aucun contact*, et leur température est à l'abri de toute influence extérieure.

En sortant des roches cristallines, elles s'engagent dans les terres argileuses, qui sont très-poreuses; mais, dans leur trajet, elles déposent une partie de leurs éléments, *qui se concrétionnent autour d'elles*, de manière à leur former une cheminée supplémentaire qui les isole et les garantit de tout mélange. Dans cet état, il peut se faire qu'elles n'arrivent au jour qu'après avoir suivi une direction très-oblique; quelques-unes même peuvent se perdre en quelque sorte, et décrire à l'infini des sinuosités et des détours, avant de parvenir ou avant qu'on les amène à la surface par un travail de forage, et celles-là seront les moins chaudes; mais le lecteur, qui connaît leur abondance, comprendra facilement que si elles se répandaient sans ces canaux protecteurs et « comme dans une éponge » dans les terrains d'alluvion, il y a longtemps déjà que l'éponge serait saturée et que la vallée de Vichy ne serait qu'une vaste mare.

CHAPITRE PREMIER

§ III

PROPRIÉTÉS PHYSIQUES ET COMPOSITION CHIMIQUE DES EAUX DE VICHY

Toutes les eaux de Vichy, de quelque source qu'elles proviennent, se ressemblent à la vue et au goût, et ne diffèrent physiquement que par leur degré de thermalité. Elles sont claires, demi-limpides et gazeuses. Quand on les puise dans un verre, elles dégagent une quantité de bulles d'acide carbonique, qui s'attachent aux parois du vase et montent à la surface. C'est cet acide carbonique qui leur donne la propriété de faire revivre les roses fanées, phénomène qui émerveillait madame de Sévigné, et que son médecin, galant homme qu'elle aimait beaucoup « parce qu'il était amusant, » ne pouvait pas lui expliquer. — Les eaux de Vichy ont un goût piquant et aigrelet, mêlé pourtant d'une odeur fade et d'une saveur légèrement nauséeuse, qu'elles doivent surtout à leur qualité thermale. Celles de la source *Chomel*, de la source *Lucas*, du puits *Lardy* et du *Parc* possèdent, en outre, une faible odeur d'œufs couvis, qu'elles perdent très-promptement après avoir été puisées. Chez les autres, cette odeur, due à la présence de l'hydrogène sulfuré, ne se perçoit plus qu'à distance et dans le voisinage des fontaines. Mais dans toutes les fontaines, si on plonge un vase ou un objet quelconque en argent, au bout d'un temps plus ou moins long on le retire noirci, preuve évidente de la présence de l'hydrogène sulfuré dans chacune des sources.

La température inégale des diverses eaux constitue donc la seule différence réelle qu'on puisse indiquer dans leurs propriétés physiques. Ainsi les eaux des *Célestins* sont froides; les autres sont chaudes à des degrés divers, celles du *Parc* à 20°, celles de l'*Hôpital* à 30°, la *Grande-Grille* à 40° centigrades. Maintenant, si sur cette différence de température, les malades établissent des différences de goût et trouvent les unes des eaux d'une saveur plus agréable que les autres, on doit le comprendre et l'admettre; mais cela tient aux appétences individuelles, et cela ne se discute pas.

Pareillement, toutes les eaux de Vichy ont la même composition chimique et contiennent les mêmes éléments. Les proportions de ces éléments varient, il est vrai, dans les diverses sources, mais d'une manière insignifiante. Un peu moins de soude dans l'une, quelques milligrammes de fer en plus dans l'autre, on est autorisé à négliger ces différences.

Néanmoins, un médecin de Vichy a proposé, sur ces données infinitésimales, d'établir des distinctions d'espèces entre les diverses sources. Il y aurait alors à Vichy : — les sources alcalines, — les sources alcalines et ferrugineuses — et les sources alcalines ou sulfureuses, suivant la dominance de proportions de leurs fractions élémentaires. Le cas nous paraît à la fois puéril et grave. Mais nous croyons qu'à trop diviser la vraie science ne gagne rien, et que ces distinctions minutieuses et exagérées ont pour résultat certain de brouiller les classifications établies, et de compliquer l'étude chimique des eaux, en voulant la simplifier.

Il n'est pas, en effet, une eau minérale en France ou en Europe qu'on ne puisse, avec un peu de bonne volonté, faire entrer dans une des trois catégories énoncées. Tout le secret consisterait à changer les mots de place, à dire, par exemple : ferrugineuses, ou — sulfureuses et alcalines au lieu de alcalines et sulfureuses. Par ce moyen les eaux de Forges et les eaux de Spa, chez lesquelles le fer domine ; celles dont le soufre est l'élément principal, les eaux de Cauterets, de Luchon, d'Enghien et de Bade, se confondent dans un même genre avec les eaux de Vichy, et on n'y comprend plus rien.

Nous ne voulons pas d'ailleurs exagérer la pensée de M. Durand-Fardel, et nous savons que les divisions qu'il propose ont été conçues dans un but pratique, et ne veulent désigner que les qualités relatives des diverses sources de Vichy. Mais, en l'état même, on peut encore se demander si ces qualités sont assez bien déterminées pour constituer un véritable caractère chimique, et si, parce que les sources *Lucas* et *Chomel* exhalent une odeur à peine sensible d'hydrogène sulfuré, on est vraiment fondé à en faire une espèce, et à leur assigner des applications thérapeutiques particulières. Prenez trois pièces d'or d'une valeur égale ; laissez tomber sur l'une une tache de rouille, sur une autre faites un noir de soufre, et lancez les trois dans la circulation : de chacune de vos pièces, cela est certain, on vous rendra la même monnaie. Ce qui veut dire que l'utilité pratique elle-même des divisions de M. Durand-Fardel n'est pas rigoureuse, attendu que tous les jours nous sommes obligés de remplacer, dans les cas où elles paraissent les mieux indiquées, les sources simplement alcalines par les sources prétendues alcalines et ferrugineuses, et réciproquement, sans perdre pour cela aucun des bénéfices de la cure.

Les eaux de Vichy sont franchement alcalines, à base de *bicarbonate de soude*, dont elles contiennent 5 grammes environ par litre, et ce caractère chimique, essentiel, prédominant et commun à toutes les sources, est le seul dont il soit scientifiquement possible de tenir compte.

Mais ce n'est pas à dire pour cela que, dans notre pensée, le principe dominant dans la composition des eaux soit en même temps le principe le plus actif quand il s'agit de leur emploi. Autre chose est l'analyse chimique qui sert à faire des classifications, autre chose l'expérience thérapeutique, et nous sommes très-éloigné de partager les doctrines de laboratoire, qui font du bicarbonate de soude l'agent souverain, spécifique et unique de la médication thermale à Vichy. Les autres principes, qui, réunis n'entrent dans la composition des eaux que pour un gramme et demi par litre, le fer, l'arsenic surtout, et ceux que l'analyse n'a pu y découvrir encore, exciteraient tout autant notre préoccupation si nous essayions, à notre tour, de deviner les mystères et de déterminer le mode d'action des eaux. Joignons encore l'acide carbonique, dont nous ne disons rien, dont tout le monde a tort peut-être de ne rien dire, mais sur lequel nous pensons beaucoup.

L'acide carbonique est le principe vivifiant des eaux, l'agent de leur action stimulante directe. Entre les eaux *vivantes*, c'est-à-dire les eaux bues à la source et les eaux transportées, il n'y a pas d'autre différence que la quantité d'acide carbonique.

Au sujet des sources dites ferrugineuses, nous devons faire ici une remarque, qui présente un certain intérêt géologique. Supposons que du jet d'eau qui occupait l'extrémité du parc de Vichy, ou mieux, du nouveau *Casino* qui le remplace, pris comme centre, on mène un rayon qui aille aboutir à la fontaine des *Célestins*. Avec ce rayon décrivez un cercle, de façon à laisser en dehors de la ligne la source *Lardy*. Vous circonscrivez ainsi un étroit espace, correspondant à ce que nous avons appelé le vieux ou le petit bassin de Vichy. Or, c'est dans cet espace que se trouvent réunies les anciennes sources, les vraies sources de Vichy, toutes franchement alcalines, et dont pas une n'est ferrugineuse. Mais si ensuite, vous allongez le rayon du cercle d'un, de deux ou de plusieurs kilomètres ; vous décrirez alors une zone étendue, dans laquelle on voit apparaître les sources dites ferrugineuses. Le puits *Lardy*, rapproché sur l'extrême limite, la source de *Mesdames*, qui est à 2 kilomètres de Vichy, les sources de Cusset à 3 kilomètres, celles d'*Hauterive* à 5 kilomètres, de *Saint-Yorre* à 6, et plus loin même, à 20 kilomètres, les sources de Châteldon.

D'après les analyses les plus récentes, deux sortes de principes entrent dans la composition des eaux de Vichy : des acides et des alcalis. Les premiers sont les acides *carbonique*, *chlorhydrique*, *sulfurique*, *phosphorique*, l'acide *arsénique* et la *silice*.

Les alcalis comprennent la *soude*, la *chaux*, la *potasse*, la *magnésie*, le *protoxyde de fer*, etc.

Aucun de ces principes, sauf l'acide carbonique et la silice, n'y existe à l'état libre. Ils se combinent entre eux en des proportions variables, et de ces combinaisons naissent les divers sels qui forment la véritable constitution chimique des eaux.

En regard des tableaux analytiques de M. Bouquet, que nous avons placés à la fin de ce volume et auxquels nous le renvoyons, le lecteur remarquera que le plus grand nombre de ces produits salins est dû aux diverses combinaisons de l'acide carbonique, et que le plus abondant de tous, ainsi que nous l'avons dit, est le *bicarbonate de soude*. Après celui-ci viennent, à doses très-inférieures, mais par ordre de quantité, le chlorure de sodium, les bicarbonates de chaux, de potasse et de magnésie, puis le sulfate de soude, le phosphate de soude, le bicarbonate de fer, et enfin l'arséniate de soude, qui compte dans la proportion de 2 à 3 milligrammes par litre.

Les rapports de quantité des divers sels entre eux sont, d'ailleurs, en raison directe de l'abondance des principes élémentaires qui concourent à les former. Ainsi la soude, qui s'unit avec tous les acides, existe dans l'eau minérale en proportion approximative, 10 ou 12 fois plus grande que la chaux, 15 fois plus grande que la potasse, 25 ou 30 fois plus grande que la magnésie; et d'un autre côté, on trouve 12 à 15 fois plus d'acide carbonique que d'acide chlorhydrique, 25 ou 30 fois plus que d'acide sulfurique, 100 fois plus que d'acide phosphorique.

La prédominance de l'acide carbonique et de la soude est donc le fait le plus remarquable dans la composition des eaux de Vichy.

Tout à l'heure, en parlant de la formation de ces eaux, nous avons invoqué, à la suite de M. Bouquet, cette proportion considérable de soude comme preuve de leur origine volcanique. La grande abondance de l'acide carbonique et de ses composés pourrait nous servir dans le même but. Ce n'est, en effet, que dans les eaux minérales qui proviennent des émanations centrales, lorsque surtout ces émanations se produisent dans le voisinage des volcans éteints depuis longtemps, comme ceux de l'Auvergne, que celui-ci joue un rôle aussi considérable. Dans ce cas, les matières minérales vaporisées, ayant à parcourir un trajet plus long et plus difficile à travers les déchirures et les cavernes intérieures à demi-fermées, se refroidissent avant d'arriver à la surface, et tendraient à se déposer dans le sein de la terre, si l'acide carbonique, exerçant sur elles une action chimique permanente, ne les entraînait ou, pour mieux dire, ne les poussait au dehors. Il devient ainsi l'agent le plus actif de la minéralisation des eaux. Et cela est si vrai que, dans les eaux de Vichy conservées en bouteilles, lorsque par l'évaporation et le refroidissement elles ont perdu une partie de ce gaz, les combinaisons qu'il forme avec les substances minérales se trouvent décomposées, et on voit les moins solubles de ces substances se déposer sur les parois et au fond du verre. Le même phénomène se reproduit autour du bassin des diverses fontaines, qui se recouvrent d'incrustations de sous-carbonate de chaux et d'oxyde de fer, et enfin il se présente en de plus grandes proportions, dans les dépôts considérables qui existent auprès de certaines sources, comme celles du *Puits-Carré* et des *Célestins*.

On s'est beaucoup préoccupé de ce fait, et non sans raison, quand il s'est agi du choix de la source à faire, pour les eaux de Vichy transportées. Le refroidissement de l'eau étant une des causes les plus actives de l'évaporation de l'acide carbonique, les eaux puisées froides à la source ont paru devoir se conserver plus longtemps, et, par conséquent, être les meilleures pour le transport. — Nous dirons plus loin au chapitre des eaux transportées, ce que nous pensons de la justesse de cette idée.

En outre des bicarbonates alcalins, il y a dans toutes les eaux de Vichy une partie considérable de gaz acide carbonique en excès. C'est cette partie de gaz libre qui, en se dégageant à la naissance des sources, produit le bouillonnement des eaux et leur donne au goût une saveur piquante. Nous avons parlé de la faculté qu'elles lui doivent de pouvoir conserver les roses et que madame de Sévigné a découverte. — « J'ai à vous dire que vous faites

» tort à ces eaux de les croire noires : pour noires,
» non; pour chaudes, oui. Les Provençaux s'accom-
» moderaient mal de cette boisson; mais qu'on
» mette une herbe ou une fleur dans cette eau bouil-
» lante, elle en sort aussi fraîche que lorsqu'on la
» cueille; et au lieu de griller et de rendre la peau
» rude, cette eau la rend douce et unie. Raisonnez
» là-dessus. »

J'ignore si les belles baigneuses de nos jours raisonnent beaucoup *là-dessus*; mais elles renouvellent l'expérience et le phénomène sur elles-mêmes et sur les fleurs qu'on leur offre à profusion à Vichy.

Dans les hôtels, on agit de même sur les légumes frais. On les plonge après cuisson dans de l'eau minérale fraîchement puisée, et cette opération les ressuscite en quelque sorte et les fait reverdir.

Les eaux de Vichy contiennent encore dans leur composition quelques autres substances qu'il suffit de mentionner, les unes parce qu'elles s'y trouvent en trop petites proportions, les autres parce que leur existence est encore incertaine : ainsi l'iode, dont M. O. Henri a signalé la présence, mais que M. Bouquet n'a jamais rencontré. Quelques chimistes ont trouvé aussi des traces inappréciables d'azote, de lithine et de manganèse. Prunelle a indiqué la *sulfuraire*, qu'il avait découverte autour de la source *Lucas*. Quant à la *matière organique végétative,* qui se dépose en couches verdâtres à la surface des fontaines, celle de l'*Hôpital* principalement, et dont le nom revient si souvent dans la parole et dans les écrits de quelques médecins, on sait qu'elle se produit dans toutes les eaux, l'eau ordinaire comme les eaux minérales, comme l'eau de mer; on sait aussi qu'elle ne se manifeste que sous la double influence de l'air et de la lumière, et comme les eaux de Vichy, conservées en bouteilles hermétiquement fermées, n'en présentent jamais de traces, cela peut faire naître cette question de savoir si les eaux la contiennent réellement, ou si c'est l'air qui en dépose les germes à leur surface. Dans tous les cas, elle n'existe dans les sources de Vichy qu'à l'état d'indice; c'est la vingt-millionième partie de ce qu'on appelle un *nuage* de lait dans une tasse de thé.

Disons, pour terminer cet aperçu chimique, que la quantité de sels fournis par les sources réunies de Vichy est à peine concevable. M. Bouquet l'a évaluée à 5,102 kilogrammes par jour, soit par année 1,861,230 kilogrammes. Il serait difficile de signaler en Europe beaucoup d'endroits où se trouve accumulée une plus grande richesse hydro-minérale. C'est ce qui explique, en grande partie, la faveur croissante dont jouissent les thermes de Vichy et ce qui, en même temps, assure leur avenir. Car un des premiers éléments de la prospérité d'un établissement thermal, c'est l'abondance de ses eaux, abondance qui permet de faire participer le plus grand nombre de malades aux bénéfices de la cure, et de régulariser pour tous les exigences du traitement.

CHAPITRE DEUXIÈME

SOURCES DE VICHY

Après ce coup d'œil d'ensemble jeté sur les eaux de Vichy, nous devons étudier séparément chacune des sources, de façon à déterminer leurs propriétés particulières et leurs applications thérapeutiques. Nous adoptons, pour cette étude, la division qui nous paraît la meilleure et la plus simple, celle de *sources naturelles* et de *sources artificielles*. Cette division s'appuie, du reste, sur certaines considérations importantes tirées des qualités physiques et chimiques des eaux. Ainsi les sources naturelles, du moins les anciennes sources de Vichy, sont toutes plus chaudes et plus abondantes, la source des *Célestins* exceptée, que les sources artificielles. Elles sont plus minéralisées, moins ferrugineuses et plus franchement alcalines. D'autre part, les sources artificielles, moins chargées de principes minéraux, contiennent plus d'acide carbonique libre que les sources naturelles.

Nous aurons à revenir sur ces considérations.

qui sont comme autant de lois générales, que nous réunirons à quelques autres pour les placer, sous le titre d'*Axiomes*, à la fin de cette étude. Le lecteur aura ainsi, dans un cadre facile à embrasser, la solution des principales questions qui se rattachent aux eaux de Vichy et à leur emploi.

§ Ier.

SOURCES NATURELLES

GRANDE-GRILLE

La *Grande-Grille* est peut-être la source la plus universellement connue du bassin de Vichy ; du moins il n'y a guère que la source des *Célestins* qu'on puisse lui opposer en notoriété. Son nom lui vient d'une grande grille de fer qui autrefois la protégeait, et que des travaux récents ont fait disparaître. Elle était en même temps abritée sous un large pavillon, qui a disparu aussi. Elle est située dans le grand établissement thermal, angle nord-est, à une des extrémités de la galerie des sources. Le service de la buvette est installé dans un petit enfoncement qu'entoure une grille qui lui sert de rampe, et dans lequel on descend, des deux côtés, par un escalier de deux marches.

CHAPITRE DEUXIÈME

De toutes les fontaines de Vichy, celle de la *Grande-Grille* est la plus convenablement disposée ; c'est celle qui rend le mieux à l'esprit l'idée qu'on se fait d'une source thermale jaillissante. Au centre d'un bassin de grandeur ordinaire, l'eau bondit et bouillonne et lance des flots d'écume à la hauteur d'un demi-mètre. Son jet, parfaitement isochrone, semble résulter d'une double poussée intérieure, l'une un peu plus faible que l'autre, et s'exécute par secondes, avec la presque régularité du tic-tac du cœur, auquel on peut, en quelque sorte, le comparer. Le public des buveurs, accoudé à la rampe, se montre en général très-curieux et très-satisfait de ce spectacle.

Ce serait certainement un tableau intéressant à présenter, si nous voulions entreprendre d'esquisser la physionomie des buveurs qui se pressent autour de la *Grande-Grille* : une foule de malades de tous rangs, depuis l'âge adulte jusqu'à la vieillesse, au teint pâle, jauni, marqué par l'ictère à tous les degrés. Les uns portent assez bien, à la faveur d'un embonpoint réel, de légers engorgements du foie ou des viscères abdominaux. Les autres, affaiblis et détériorés par des affections profondes de ces mêmes organes, et courbés par de longues souffrances, se traînent péniblement, et tendent en tremblant vers la donneuse d'eau leurs doigts amaigris. Chez un grand nombre la cachexie paludéenne se trahit par la couleur terne, sèche et verdâtre du visage. On les voit circuler dans les galeries des sources, corps sans confiance, abattus et pensifs.

Tous les malades ne boivent pas en même abondance ni avec la même facilité. Il en est qui avalent d'un trait de grands verres pleins, qu'ils renouvellent nombre de fois, pour ne pas dire trop souvent. D'autres, au contraire, ont de la peine à absorber un demi-verre ou un quart de verre, et ne boivent l'eau que lentement, par petites gorgées, et avec une répugnance, qui indique quelquefois une véritable intolérance de l'estomac. Les plus heureux et les plus sages sont ceux qui se bornent à boire ces demi et ces quart de verre sans intolérance de l'estomac et sans répugnance.

Il y a beaucoup à observer, beaucoup à apprendre pour le médecin dans ce tableau : aussi lorsqu'un de nos confrères étrangers, de passage à Vichy, veut bien nous consulter sur les propriétés et l'efficacité des eaux, nous ne manquons pas de lui dire : — Allez aux sources à l'heure où les malades ont l'habitude de boire. A la *Grande-Grille*, par exemple : là, les malades portent le diagnostic de leurs maladies sur la figure ; il suffit de les remarquer et de les suivre, pendant la durée du traitement, et on peut voir, dans un mois, plus de faits instructifs que n'en contiennent tous les traités d'hydrologie clinique.

CHAPITRE DEUXIÈME

La source de la *Grande-Grille* a présenté depuis le commencement de ce siècle de grandes variations dans son débit et dans sa température. Il y a une quarantaine d'années, elle donnait environ 15,000 litres d'eau par jour, à 38°,5 centigrades : expériences de MM. Berthier et Puvis, en 1820. En 1844, MM. François et Boulanger ne trouvèrent plus, au jaugeage, que de 6 à 7,000 litres et 32 degrés de température, et depuis, la température et le volume baissant toujours, ce dernier était descendu, en 1859, à 3,400 litres. C'est à ce moment que le gouvernement fit exécuter autour de la *Grande-Grille*, et sous la direction de M. l'ingénieur François, une série de travaux importants. Ces travaux, entrepris dans un but de captage, eurent pour résultat d'abaisser le point d'émergence de la source et de débarrasser son orifice d'incrustations calcaires qui l'obstruaient. Dès lors son régime se trouva profondément modifié. L'eau, trouvant une large issue, coula avec plus d'abondance, et le rendement et la température de la source s'accrurent considérablement.

Aujourd'hui la *Grande-Grille* a deux émergences ou deux régimes, un pour le jour et l'autre pour la nuit. Le jour elle jaillit, telle que nous l'avons décrite, et elle donne environ 75,000 litres d'eau, spécialement affectés au service de la buvette. Son émergence de nuit est cachée aux yeux du public et située plus bas, à 3^m,20 au-dessus du sol de la galerie. A ce niveau, le rendement journalier de la source est plus considérable, et s'élève à 96,000 litres. Ce dernier régime sert uniquement à fournir de l'eau aux bains de l'établissement et à l'exportation.

Une chose est à remarquer dans les variations successives dont nous venons de parler : c'est la corrélation constante et directe qui a toujours régné entre le débit et la température de la source, de telle sorte que le premier venant à diminuer, la seconde s'abaisse. Dans le sens de l'augmentation c'est la même chose, et cette corrélation existe pour toutes les sources naturelles de Vichy.

Toujours pour une même source, on a vu la température monter ou descendre suivant que le rendement augmente ou diminue, si bien que lorsqu'on cherche à se rendre compte des causes des variations de température des diverses sources, on n'en trouve pas d'autres que l'abondance de leur débit et la rapidité du jet, cette dernière cause étant évidemment liée à la première. Plus les eaux sont abondantes, plus elles jaillissent rapidement, et moins elles ont le temps de se refroidir. De là cette proposition, que l'expérience confirme et que l'on peut établir d'une manière générale :

A Vichy, *les sources naturelles les plus abondantes sont les plus chaudes*, et réciproquement, *les sources*

CHAPITRE DEUXIÈME 53

les plus chaudes sont toujours les plus abondantes.

La température de la *Grande-Grille* est de 41° centigrades. C'est à peu près le chiffre accusé par Desbrets en 1777. M. Bouquet a trouvé, pendant l'année 1855, 41°,8, et nous-même, en 1859, 41°, 2.

L'eau de la *Grande-Grille* possède, à un haut degré, toutes les qualités des eaux minérales de Vichy. Sa température élevée lui donne une saveur fade, qui peut la rendre agréable ou désagréable à boire, suivant les goûts, mais à laquelle on s'habitue très-vite. Elle ne communique à l'estomac aucune sensation trop vive, et nous dirions volontiers qu'elle est douce, si on savait bien ce qu'il faut entendre par ce mot. Au moins nous voulons dire que la grande majorité des malades la prend sans peine et la digère sans effort. Il est rare que son ingestion donne lieu à aucun des phénomènes de plénitude et de lourdeur d'estomac, de régurgitation ou de vomissement, que l'on remarque quelquefois auprès des autres sources, et quoique les anciens aient écrit qu'elle était la plus capable d'agiter puissamment nos organes, nous avons pris l'habitude, dans le but de faciliter aux malades la tolérance des eaux, de la prescrire très-souvent au début du traitement thermal.

Ces qualités légèrement stimulantes s'expliquent d'ailleurs, et par la température élevée de la source et par la quantité, relativement plus faible, d'acide carbonique libre qu'elle contient. L'excès d'acide carbonique n'est pas toujours, il s'en faut, une garantie assurée de la facile digestion des eaux. L'excitation trop vive qu'il produit sur des estomacs malades ou affaiblis les rend quelquefois insupportables. Il est bon, sans doute, que les eaux en contiennent plus ou moins, suivant l'état des malades, mais jamais trop, comme pour toutes les bonnes choses, et il est à remarquer qu'à Vichy les eaux qui sont réputées les plus légères entre les sources naturelles, sont celles qui en possèdent le moins. Quand nous parlerons de la source des *Célestins*, nous aurons une excellente preuve à donner à l'appui de cette remarque, et nous verrons combien souvent l'erreur est facile, faute d'un peu d'attention.

Mais il est une observation plus générale que nous devons placer ici, à savoir : que dans toutes les eaux de Vichy, la quantité d'acide carbonique libre est en raison inverse de la température. Tout à l'heure nous avons vu l'abondance et la température des diverses sources naturelles être constamment en rapport direct : ici, c'est le contraire, et plus les sources sont chaudes moins elles contiennent d'acide carbonique libre. Cette règle n'offre d'exception que pour la source *Lucas*, qui est de beaucoup la plus chargée en acide carbonique, quoiqu'elle ne soit pas, à beaucoup près, la moins chaude, et pour la source des *Célestins*, qui, malgré qu'elle soit froide, ne contient pas même autant d'acide carbonique libre que celle de l'*Hôpital*.

La buvette de la *Grande-Grille* est la plus suivie de celles de Vichy. Il est bien peu de malades qui achèvent leur saison thermale sans venir y boire plus ou moins. On la prescrit dans presque toutes les affections qui sont soignées à Vichy ; mais on l'ordonne spécialement contre les engorgements du foie et de la rate et les maladies intestinales qui en dépendent, contre la cachexie paludéenne, l'ictère et les coliques hépatiques... Il y a là une habitude généralement acquise, à laquelle du reste nous obéissons aussi, et qui peut être considérée comme un précepte, dans la pratique de nos confrères à Vichy. Mais s'il fallait donner une raison certaine de cette action thérapeutique spéciale que l'on accorde à l'eau de la *Grande-Grille*, ce serait, croyons-nous, chose très-difficile. De celle-là d'ailleurs, et aussi bien de celles que l'on attribue à l'eau des autres sources.

Sur ce point, la raison chimique, à laquelle on a fait jouer un rôle si exclusif et si téméraire dans les théories médicales de Vichy, manque complétement. Toutes les eaux étant identiquement composées, on chercherait vainement dans aucune l'indice d'une spécialité quelconque.

Les qualités physiques, c'est-à-dire la différence

de thermalité que possèdent les différentes sources, ne sont pas davantage une explication, mais un argument d'une valeur absolument relative à la facilité, plus ou moins grande, qu'ont les malades de supporter l'eau de telle ou telle autre source ; sans cela il faudrait dire que le même médicament, administré à quelques degrés de chaleur en plus ou en moins, guérit, dans le premier cas, les maladies du foie, et dans le second, les maladies des reins : hardiesse physiologique et thérapeutique que l'on a, je crois, osé produire, mais qui est journellement démentie à Vichy.

Reste l'expérience, et celle-ci, il faut l'avouer, est plus concluante. L'observation a fait reconnaître, en effet, que les différentes sources de Vichy paraissent avoir, suivant le genre de maladie, une certaine spécialité d'action, qui les rend plus efficaces les unes que les autres. Ainsi l'eau de l'*Hôpital*, contre les gastrites et les gastro-entériques chroniques ; l'eau des *Célestins*, contre les affections des voies urinaires et la goutte, et la *Grande-Grille*, contre les maladies du foie. Dans ce dernier cas, M. Petit aurait obtenu des guérisons en quelque sorte miraculeuses. De son côté, le docteur Finot, médecin des armées, a signalé les effets inespérés qu'on pouvait attendre de l'eau de la *Grande-Grille* administrée contre la cachexie paludéenne et les diarrhées d'Afrique, si tenaces et si rebelles, et nous pouvons dire que nos propres observations, faites dans le service militaire que nous avons dirigé, en 1859, à l'hôpital de Vichy, confirment pleinement la justesse de ces résultats.

Il y a donc là un fait d'expérience sur lequel repose la réputation particulière des sources de Vichy, et dont on ne peut pas nier l'importance. Mais il ne faudrait pas non plus en tirer des conséquences trop rigoureuses, et surtout il s'agit de bien l'interpréter.

Tous les jours, nous l'avons dit, le médecin des eaux est obligé de transiger avec les indications les plus claires, et de remplacer dans le traitement l'eau d'une source par celle d'une autre, et cela parce qu'il se trouve continuellement en présence d'une question qui est en tout la première, celle de l'individualité. A quoi sert, en effet, que le genre de maladie exige de préférence l'emploi de l'eau de l'*Hôpital* ou de la *Grande-Grille*, si le malade ne peut pas les supporter? Il faut, sans doute, tenir compte de l'indication, et s'y soumettre autant que possible, mais en restant convaincu qu'elle n'est que secondaire. La nature du malade, sa constitution, sa susceptibilité propre, en un mot, son idiosyncrasie physiologique et pathologique, voilà ce qui surtout doit diriger le médecin dans le choix de la source, et ce qui l'amène presque toujours à ne formuler son traitement qu'après beaucoup de tâtonnements et d'essais.

Mais voilà bien aussi ce qui élève la médecine thermale, et la rend non moins difficile et non moins sérieuse que la médecine générale. Ce serait vraiment chose trop facile s'il suffisait de répondre : *Grande-Grille*, à une maladie du foie, ou — source des *Célestins*, à un catarrhe de la vessie. Ici, comme dans la thérapeutique générale, à chacun sa manière d'être et de souffrir, et cette manière est le seul et vrai régulateur du traitement.

Pour nous qui exerçons la médecine thermale, ces principes ne sont pas inutiles à rappeler ; mais en apportant des restrictions nécessaires à l'action thérapeutique spéciale que l'on accorde aux différentes sources, nous croyons aussi rendre service à nos confrères étrangers à la pratique des eaux. Il arrive très-souvent que les médecins, abusés par cette réputation de spécificité, dont ils n'ont pu apprécier par eux-mêmes la valeur limitée, lorsqu'ils envoient des malades à Vichy, leur indiquent en même temps la source où ils doivent boire. Parmi les grands maîtres dans notre art, plusieurs n'agissent pas autrement, et ils nous permettront de leur dire, avec tout le respect que nous avons pour eux, et dans la sincérité de notre amour pour la vérité, que quelquefois ils se trompent. De là résulte, pour le médecin des eaux, une position embarrassée, et pour le malade, des hésitations, du découragement et un manque de confiance, qui peuvent à la fois réagir sur les suites du traitement et se changer en accusations injustes. Cela se voit, et d'autant plus souvent, qu'il y a un grand nombre de malades qui, même sans l'avis de leur médecin ordinaire, trouvent étrange qu'on essaye de les guérir d'une affection rénale avec l'eau de la *Grande-Grille*, ou d'une jaunisse avec l'eau de l'*Hôpital.*

Il serait donc à désirer, eu égards aux difficultés d'application constantes que présentent les diverses sources, que nos confrères de tous les pays, en se montrant très-explicites sur tout ce qui concerne le malade et la nature de la maladie, réservassent au médecin des eaux auquel ils s'adressent, le soin de diriger le traitement thermal. Quant aux malades, ils doivent être bien convaincus que, très-heureusement d'ailleurs, les différentes sources de Vichy peuvent se remplacer l'une par l'autre, qu'il est souvent utile de les alterner dans leur emploi, et qu'un goutteux, au surplus, peut achever fructueusement sa saison et avouer sans honte qu'il n'a pas bu aux *Célestins*. Autrefois l'aveu eût été difficile; mais les temps sont changés.

PUITS-CARRÉ

Le *Puits-Carré* s'appelait autrefois la fontaine des *Capucins.*

Nous avons dit que l'eau de cette source était la seule qui fût recueillie, pour les besoins des malades, dans l'ancienne *Maison du Roi*. Aujourd'hui c'est la source de Vichy la plus importante par son abondance, et conséquemment, par sa température. Elle est située au milieu de la galerie nord de l'établissement thermal, à droite en entrant dans la galerie centrale. Un écriteau pendu au mur, et, sur le sol, un carré d'ouverture entouré d'une rampe marquaient, il y a deux ans, que la source est là, et qu'il fallait descendre pour la voir. Aujourd'hui l'écriteau a disparu, l'ouverture est fermée, on a mis dessus le *Bureau d'inscription des baigneurs*, et ceux-ci, privés dans leur curiosité, ne trouvent plus rien qui leur indique l'existence et la position de la source. Progrès !

A l'époque des grands travaux accomplis autour de la *Grande Grille*, l'aménagement du *Puits-Carré* subit aussi des modifications importantes. Il avait à ce moment deux régimes superposés, l'un au niveau du sol, l'autre à un mètre et demi plus bas. Alors aussi le *Puits-Carré* avait sa buvette, fréquentée par un bon nombre de malades. Maintenant la buvette est supprimée. On a réuni les deux régimes de la source et abaissé son point d'émergence à 3^m25 au-dessous du sol de la galerie. Ainsi qu'on le voit toujours à la suite de l'abaissement du niveau d'orifice d'une source, le débit du *Puits-Carré* est devenu, par là, très-considérable. On peut l'évaluer à 200,000 litres par jour.

Cette grande quantité d'eau sert uniquement à préparer les bains de l'établissement, et n'est pas suffisante pour les besoins du service. Cela ne doit pas surprendre, si l'on pense qu'il est tel moment de l'année thermale, où l'affluence des baigneurs est si grande, que l'administration délivre jusqu'à 3,000 bains par jour. Mais on aurait tort d'en tirer prétexte pour croire, avec quelques malades, que, dans ce cas, les bains de l'établissement ne sont pas assez minéralisés. La *Grande-Grille*, la source *Lucas* et le *Puits-Brosson*, qui concourent avec le *Puits-Carré* à alimenter les baignoires, fournissent une quantité d'eau minérale plus que suffisante pour satisfaire à toutes les exigencces.

La température de l'eau du *Puits-Carré* est de 44°,5 centigrades.

SOURCE CHOMEL

En 1775, Louis Chomel, ancien doyen de la Faculté de Paris, médecin ordinaire du roi et Intendant des eaux, se trouvait à Vichy, pendant qu'on travaillait à la construction de l'ancien établissement thermal. D'un coup de pioche, un des ouvriers occupés aux travaux souleva une pierre et fit jaillir une source d'eau thermale. Accouru sur les lieux en toute hâte, Chomel s'empara de la source et lui donna son nom. Il en est l'Améric Vespuce.

Située, à l'origine, à deux ou trois mètres du *Puits-Carré*, la nouvelle source eut pendant longtemps une existence propre et un régime séparé. Son débit journalier, en 1820, était de 2,500 litres. Mais dans ces dernières années, le *Puits-Chomel*, comme on l'appelle aussi, a été réuni au *Puits-Carré*, et les deux sources n'en forment plus qu'une : même débit, même température et mêmes propriétés.

La source *Chomel* occupe dans l'établissement actuel le milieu de la galerie nord, et se présente sous la forme d'une borne-fontaine assez élevée et renfermant un système de pompe qui va chercher l'eau à la profondeur de trois mètres au-dessous du sol. Arrivée à la surface, celle-ci s'échappe par l'ouverture d'un griffon, dont on tourne à volonté le robinet, et tombe dans une petite conque de marbre. A mesure qu'un buveur se présente, la gardienne de la buvette remplit un verre et le lui offre, et celui-ci le boit, en faisant d'ordinaire un peu la moue. Cette marque de répugnance est due à l'odeur d'hydrogène sulfuré, qui est très-sensible dans l'eau de cette source et lui donne un goût désagréable. Par suite, son ingestion s'accompagne fréquemment d'éructations et de renvois nidoreux assez incommodes et qui ne laissent pas de fatiguer certains malades. Dans ces cas, il est utile de laisser l'eau s'évaporer pendant quelques instants dans le verre avant de la boire.

Cet inconvénient à part, l'eau de la source *Chomel* possède des propriétés anodines très-marquées et qui la rendent précieuse, toutes les fois que l'organisme, affaibli ou très-impressionnable, demande à être médiocrement excité. De toutes les eaux de Vichy, c'est celle qui contient le moins d'acide carbonique libre, sans qu'elle soit pour cela rendue plus lourde ni plus difficile à digérer, et comme, d'autre part, elle est la plus minéralisée, elle peut dans beaucoup de cas remplacer heureusement les autres sources et remplir les diverses indications de la médecine thermale. Sa température très-élevée doit encore être comptée parmi les causes qui lui valent, à juste titre, son renom de douceur. Aussi on voit venir à sa buvette les personnes très-délicates, les natures nerveuses, celles dont l'estomac est très-susceptible, les femmes surtout et les enfants.

Mais on a fait à la source *Chomel* une réputation de spécificité contre les affections des organes respiratoires, qui nous paraît au moins douteuse. Déjà les anciens médecins avaient avancé qu'elle était très-efficace contre la consomption pulmonaire, assertion qu'aucun de nos confrères actuels ne voudrait, croyons-nous, se charger de défendre. Pourtant les livres nouveaux mentionnent encore l'imminence tuberculeuse au nombre des maladies spécialement dévolues à l'eau de *Chomel*, et puis la dyspnée, la toux, le catarrhe pulmonaire, etc., etc. Il est très-vrai aussi que lorsqu'un malade est atteint, pendant le traitement, d'un rhume ou d'un enrouement, on l'envoie aussitôt à la même source. Mais le difficile peut-être, après cela, serait de citer un fait réel d'un malade, qui ait jamais perdu son rhume ou retrouvé sa voix par ce moyen, et il nous est impossible de voir dans cette pratique autre chose qu'un sacrifice un peu banal à l'odeur d'hydrogène sulfuré, qui est plus marquée ici que dans les autres fontaines. Du moins nous n'avons jamais rencontré dans l'eau de *Chomel*, ni dans aucune eau de Vichy une action, nous ne dirons pas spéciale, mais à peine déterminée contre les maladies de l'appareil respiratoire.

Il faut se garder, nous le répétons à un point de vue plus général, de ces théories trop ambitieuses, qui tendent à faire de chaque espèce d'eau minérale une panacée universelle. Elles compromettent, par leur exagération même, la réputation des sources qu'elles proclament, et elles ont de plus l'inconvénient possible d'égarer les malades et nos confrères absents. Dans le cas particulier, la médication par les eaux de Vichy constitue une médication assez active, pour qu'il ne soit pas sans danger de l'appliquer à tout genre de maladie. Pour nous ce danger existe, au moins à l'état de contre-indication, précisément dans les affections idiopathiques des voies respiratoires, dans l'asthme, dans la dyspnée, dans la phthisie imminente ou déclarée, etc.; il existe surtout dans les maladies organiques du cœur. Nous pouvons d'ailleurs formuler en deux propositions générales et d'une manière anatomique ce que l'expérience de la plupart de nos confrères et nos propres observations cliniques nous ont appris sur l'étendue d'action et l'efficacité des eaux de Vichy.

Elles sont contre-indiquées et plus dangereuses qu'utiles, dans toutes les maladies, qui ont leur siége dans les organes placés *au-dessus* du diaphragme.

Au contraire, dans les affections des organes situés *au-dessous* du diaphragme, elles sont utiles, très-efficaces, et elles amènent souvent des guérisons inespérées.

A cette dernière proposition il convient d'ajouter certaines maladies qui intéressent l'organisme entier, et qui, liées, comme cause ou comme effet, à une perversion de la nutrition, paraissent devoir être attaquées de préférence dans les premières voies. La goutte, la chlorose, le diabète, l'albuminurie, se trouvent ainsi améliorés ou guéris par l'emploi des eaux de Vichy.

Maintenant, si chez un malade atteint comme

nous venons de le dire, il se présente en même temps un catarrhe pulmonaire ou une inflammation chronique de la gorge ou du larynx ; si à la faiblesse générale, se joint une grande susceptibilité des organes respiratoires ; si un engorgement considérable du foie amène des symptômes d'oppression ; si la chlorose s'accompagne d'essoufflements et de palpitations, il est bien évident que ces symptômes secondaires, dont quelques-uns doivent disparaître avec la maladie principale, ne sont pas une contre-indication au traitement thermal. Nous concevons encore et nous croyons même très-utile qu'on soumette, dans ces cas, les malades au régime de la source *Chomel*, mais ce n'est pas parce que l'eau de cette source possède des propriétés spécifiques, c'est parce qu'elle est la moins excitante des eaux de Vichy. Et lorsqu'un rhume un peu aigu survient inopinément, le mieux est de suspendre pendant quelques jours l'usage des eaux.

SOURCE DE L'HOPITAL

La source de l'*Hôpital* doit son nom à la position qu'elle occupe dans le vieux Vichy, au milieu de la place Rosalie et en face de l'hôpital civil. Elle jaillit dans un vaste bassin circulaire en pierre, posé sur quatre rangs de marches et exhaussé de près de deux mètres au-dessus du sol. Un grillage en fer entoure les bords du bassin, et une toiture surmontée d'un clocheton et soutenue par douze colonnettes le recouvre. Ainsi disposée, la fontaine de l'*Hôpital* ne manque pas d'élégance ni d'une certaine prétention artistique, qui malheureusement, au point de vue de l'hydrologie médicale, n'est pas de tous points justifiée. La toiture a été construite dans l'excellent but de mettre l'eau minérale à l'abri d'une trop vive lumière et d'empêcher la formation de la matière verte organisée qui se développe, avons-nous dit, plus particulièrement, dans l'eau de cette fontaine.

Mais le bassin est trop large et trop profond. Le jet de la source, écrasé à son orifice, s'épuise sous une trop grande masse d'eau qu'il lui faut traverser, et arrive à peine à la surface. Le grillage en fer qui entoure le bassin, laisse passer, à travers ses larges mailles, les nuages de poussière que le vent amène et qui enlève à l'eau une partie de sa limpidité. Il y a aussi une incommodité fâcheuse dans les quatre marches qu'il faut gravir pour arriver à la buvette, et qui sont trop étroites. A notre avis, il faut que l'abord d'une fontaine soit rendu facile pour les buveurs que l'âge ou la maladie empêchent de marcher librement; il faut aussi que l'eau soit puisée en plein jet et sans qu'elle ait rien perdu de sa pureté, et pour cela il est plus essentiel encore de placer les sources à l'abri de l'air et des coups de vent qu'à l'abri de la lumière. Il convient d'ajouter, du reste, que l'administration, avertie et préoccupée de ces divers inconvénients, songe aux moyens de placer la fontaine de l'*Hôpital* dans de meilleures conditions. Mais elle y songe depuis bien longtemps !

Le rendement de la source de l'*Hôpital* a toujours été irrégulier et très-inconstant, dans les différents jaugeages auxquels il a été soumis. Il a donné successivement à M. l'ingénieur François 41,000, 69,000 et jusqu'à 73,000 litres. En moyenne on peut l'évaluer à 60,000 litres par vingt-quatre heures. La température de l'eau oscille entre 30° et 31°; nous l'avons trouvée en 1859, à 30°,6.

La source n'a qu'un régime; mais elle fournit à deux services, celui de la buvette et celui de l'établissement hospitalier. On sait que le petit établissement balnéaire, dit de l'*Hôpital*, est situé à côté de l'hôpital civil, qui lui a donné son nom. Il renferme environ une trentaine de baignoires. C'est là qu'on trouve la seule piscine qui existe encore à Vichy. Elle est alimentée par l'eau de la source. A cet effet, du fond du bassin de la fontaine partent des tuyaux souterrains, qui communiquent avec les baignoires et les salles de douches de l'établissement. Les bains de l'*Hôpital* sont très-recherchés par un grand nombre de malades. Les femmes surtout les apprécient beaucoup, et la piscine leur est exclusivement réservée. On s'accorde généralement à les trouver plus doux que ceux du *Puits-Carré* ; mais il est possible qu'il n'y ait dans ce fait qu'un préjugé vulgarisé et passé à l'état de croyance. Nous nous bornons à le constater.

Ceci nous amène à dire quelques mots des bains de piscine que la *Société d'hydrologie* a préconisés, mais seulement au point de vue de l'assistance publique. On ne peut nier, en effet, qu'ils n'apportent dans ce service une grande économie d'eau, de temps et de personnel, et qu'ils n'ouvrent conséquemment la porte à un plus grand nombre de malades. Mais lorsque, s'appuyant sur ces considérations et sur d'autres, celles, par exemple, de donner aux malades la facilité de prendre des bains prolongés et de s'y livrer à l'exercice, on demande avec instance la construction à Vichy de piscines nouvelles, il est certainement permis de concevoir des doutes, tant sur la bonté du moyen que sur la nécessité et les avantages du but qu'on veut atteindre. Tous nos confrères de Vichy, nous le savons, ne partagent pas à ce sujet notre manière de voir ; mais, si personnelle et si isolée qu'elle soit, elle nous paraît bonne, et nous n'hésitons pas à la produire.

Il est à remarquer, d'abord, qu'un grand bassin

de natation, utile peut-être dans quelques établissements d'eaux salines ou sulfureuses, resterait inactif à Vichy, où la nature des affections qu'on y traite ne permet pas aux malades d'en faire usage. Il faudrait donc s'en tenir aux piscines telles qu'on les construit ordinairement : un bassin circulaire de grandeur moyenne, garni à l'intérieur d'une marche à hauteur de siége, sur laquelle les malades viennent se mêler et s'asseoir en rond. Mais par cela même, leur faculté d'exercice nous semble réduite à bien peu de chose, et la plus grande différence entre le bain de piscine et le bain ordinaire n'est plus qu'une différence de position, assise ou demi verticale, au lieu d'être horizontale.

Il est vrai que les malades peuvent se lever, se tenir debout dans la piscine, admettons même qu'ils puissent marcher, s'ils le veulent; la vérité est qu'ils n'usent pas de ces bénéfices, auxquels se lient d'ailleurs tant d'inconvénients! le contact de personnes qui déplaisent, pour ne pas dire plus; la contrainte morale, le froissement de cette pudeur particulière que donne toujours la maladie, et, chose plus grave, une température de bain qui ne peut convenir à tous les baigneurs. Aussi les malades emploient-ils habituellement leur temps à se plaindre et à souffrir, les uns de ce que l'eau est trop chaude, les autres de ce qu'elle ne l'est pas assez.

CHAPITRE DEUXIÈME

Ici une phrase, dans notre première édition, avait le tort de signaler un fait trop vrai et a soulevé les réclamations des malades qui fréquentent la piscine. Nous l'avons supprimée. Nous la supprimons encore, mais les baigneuses, de leur côté, avaient promis d'être réservées, disant qu'elles *ne le feraient plus*... — Et elles *le font* encore, malgré le règlement qui leur ordonne de sortir à chaque fois que le besoin se renouvelle. . . . .
. . . . ,

Sans doute notre système balnéaire est étroit, mesquin et désavantageux; mais au lieu de chercher à l'améliorer par la construction de piscines, ne vaudrait-il pas mieux commencer par la réforme de la baignoire elle-même? D'autant que la presque totalité des malades use des bains privés et les préfère, et qu'il serait facile de rendre les baignoires plus commodes en général, et de les approprier même à l'hygiène de position que commandent certaines maladies.

A Vichy, par exemple, les personnes qu'on envoie de préférence à la piscine sont des femmes atteintes d'une affection de l'utérus : or il est permis de se demander quel avantage il peut y avoir pour elles à être assises ou debout, et à faire de l'exercice en se baignant, et quel agrément elles peuvent trouver à se baigner chacune dans l'eau de sa voisine! Quant à l'utilité des bains prolongés, c'est une question, croyons-nous, qui mérite d'être étudiée encore avant d'être résolue.

En principe, il nous semble qu'on oublie un peu trop que la faculté d'absorption du corps a des limites maximum, qui se trouvent atteintes, en général, au bout d'une heure, au delà de laquelle, sauf quelques exceptions, le bain n'est plus qu'une cause de fatigue et d'affaiblissement. Pour nous, nous ne regrettons pas la piscine qui existait jadis dans le grand établissement et qui a été comblée dans ces dernières années, et nous la regrettons d'autant moins, que nous avons vu, à celle de l'*Hôpital*, des femmes malades, faibles et chétives, séjourner tous les jours pendant trois, quatre et cinq heures dans l'eau. Les effets immédiats d'une telle médication paraissent quelquefois bons, mais c'est le résultat définitif qu'il faudrait connaître et avoir le courage de publier.

L'eau de la source de l'*Hôpital*, prise en boisson, a la réputation, aussi bien qu'en bain, d'être très-douce, et les malades la boivent avec plaisir. Elle est, en effet, une des moins excitantes de Vichy, et on peut la placer entre la source *Chomel* et celle de la *Grande-Grille*. Son goût demi-tiède n'a rien de désagréable, et elle ne développe après elle, ni excitation nauséeuse ni chaleur d'estomac. Quelquefois son ingestion est suivie d'une sensation d'ivresse passagère, que l'on trouve d'ailleurs dans toutes les eaux de Vichy. Cependant l'eau de l'*Hôpital* n'est pas toujours digérée avec facilité, et on rencontre un assez grand nombre de malades qui ne peuvent pas la supporter. Dans ces cas, elle provoque des pesanteurs épigastriques, des borborygmes et de la diarrhée, et cela peut rendre compte de l'opinion des anciens médecins, qui la considéraient comme la plus *purgative* des eaux de Vichy.

On a attribué cette difficulté de digestion à la quantité un peu plus grande de matière organique que contient cette source ; d'autre part on a dit aussi que cette prédominance de matière organique lui donnait des propriétés balsamiques particulières ; mais, en fin de compte, la quantité même de cette matière n'a jamais pu être appréciée, de façon qu'il est assez difficile de savoir à quoi s'en tenir.

La théorie de l'excitation, qui joue un grand rôle à Vichy, explique le fait en disant que l'eau de l'*Hôpital* ne stimule pas assez l'estomac ; d'autres théories, au contraire, lui reconnaissent des propriétés digestives très-remarquables, et la recommandent après les repas en guise de café : tout cela est possible ; mais dans notre observation personnelle, il nous a presque toujours suffi de diminuer la *dose* de l'eau, ou de la couper avec de l'eau ordinaire ou du sirop de gomme, pour la rendre supportable, et nous sommes porté à n'attribuer les cas assez nombreux d'intolérance, qu'on rencontre à la source de l'*Hôpital*, qu'à la grande quantité d'eau prescrite et ingérée et au mauvais état des voies digestives, que présentent d'ordinaire les malades qui la fréquentent.

Presque tous ces malades ont la muqueuse gastro-intestinale très-irritée, très-impressionnable surtout, et plus ou moins altérée par de longues souffrances. C'est là qu'on envoie les affections propres de l'appareil digestif, les dyspepsies, les gastralgies, les gastrites et les gastro-entérites chroniques, les diarrhées rebelles et les dyssenteries, toutes maladies qui, agissant sur la nutrition, amènent à leur suite l'affaiblissement progressif des forces, l'exaltation ou la diminution de la sensibilité, une détérioration profonde de l'organisme et tous les symptômes de dépérissement.

Dans ces cas divers, l'eau de l'*Hôpital* est particulièrement indiquée, à cause de ses qualités anodines et peu stimulantes, et possède une efficacité incontestable. Nous l'avons vue, en quelques jours, supprimer des diarrhées très-anciennes, et rétablir d'une manière durable les fonctions intestinales. Elle est surtout très-salutaire contre la dyspepsie, dont on voit assez ordinairement les divers symptômes disparaître pendant la cure et faire place à l'activité et à l'intégrité des digestions. Mais, par le fait même de l'action directe que l'eau minérale exerce, dans ces circonstances, sur des organes malades, il est essentiel d'en surveiller attentivement les effets et de ne la donner qu'à de *très-faibles doses*.

Le régime de l'*Hôpital* convient parfaitement aux gens de lettres, chez lesquels les excès de travail occasionnent fréquemment des troubles dans les fonctions digestives. Il faut y soumettre aussi les femmes et les jeunes gens du monde qui, par l'excès des plaisirs, arrivent aux mêmes résultats. Malheureusement, dans ces cas, on ne peut guère que guérir la maladie sans supprimer la cause, et la plupart de ces malades ne reprennent des forces que pour recommencer de plus belle à en abuser. Éternels clients !... — Nous pourrions en dire autant d'un très-grand nombre de buveurs, qui doivent à leurs habitudes irrégulières le principe et le développement de leurs maux, et qui paraissent ne pas comprendre que les eaux peuvent certainement calmer leurs souffrances, mais qu'on ne guérit pas d'une maladie chronique, sans une hygiène persévérante et bien ordonnée.

Les femmes atteintes de tumeurs, d'engorgements, de catarrhes ou d'une autre affection de l'utérus, commencent toutes leur traitement et très-souvent le terminent par l'eau de l'*Hôpital*, dont la spécialité d'action est encore ici généralement admise. Elle est d'ailleurs facile à comprendre, en ce sens que les maladies de matrice s'accompagnent presque toujours de dérangements plus ou moins graves de l'estomac et des intestins, et d'une altération marquée dans la santé générale. Aussi voit-on le plus ordinairement chez ces malades l'amélioration commencer par le rétablissement des fonctions digestives et le retour graduel des forces. Quant aux symptômes propres à la maladie, ils sont plus lents à disparaître, et ne cèdent, quand ils cèdent, qu'à l'action combinée de tous les éléments de la médication thermale et aux soins prolongés, qui doivent la favoriser et en assurer les bons effets. Quand nous parlerons des affections de l'utérus, nous indiquerons celles qui peuvent être traitées à Vichy avec succès, et celles contre lesquelles l'action des eaux est impuissante. Dans toutes ces affections, le temps aide beaucoup le traitement thermal. Il se produit souvent des améliorations promptes, mais ce n'est jamais qu'après deux ou trois saisons, que les malades peuvent espérer une guérison durable.

SOURCE DES CÉLESTINS

La source des *Célestins* est l'objet d'une erreur générale, sur laquelle nous avons déjà appelé l'attention, et que nous croyons devoir, d'abord, rectifier. Nous voulons parler de la quantité d'acide carbonique qu'elle renferme, et qui passe, bien à tort, pour être de beaucoup supérieure à celle des autres sources. Il n'y a pas un buveur à Vichy qui ne partage cette croyance, basée en principe sur le goût piquant et vif que donne l'eau des *Célestins*, mais sanctionnée, il faut le dire, par quelques-uns de nos confrères, qui ont accepté le fait sans prendre la peine de le vérifier, et qui l'ont propagé de la voix et de la plume. Ainsi M. le docteur Barthez a reproduit en propres termes, dans son livre [1], l'explication du public : « L'eau de la source des *Célestins*, » dit-il, est la plus chargée de toutes en acide car— » bonique. »

Il y a ici, nous le répétons, une erreur de goût; mais celle-là peut et doit se discuter. C'est-à-dire que si l'eau des *Célestins* a une saveur plus piquante, c'est uniquement parce qu'elle est froide, en opposition avec les autres sources naturelles, qui sont toutes thermales.

L'analyse chimique prouve, du reste, formellement la contre-vérité de la première assertion. Non-seulement la source des *Célestins* n'est pas la plus chargée en acide carbonique, mais parmi les sources naturelles, qui toutes en contiennent moins que les sources artificielles, elle n'arrive que la quatrième dans l'ordre des proportions, ce qui, en réunissant toutes les sources, la renvoie à la neuvième place. Après elle viennent seulement la *Grande-Grille*, le *Puits Carré* et le *Puits Chomel*. Et, mieux que

1. *Guide pratique aux eaux de Vichy.*

cela encore, elle ne possède pas même la quantité d'acide carbonique qu'elle devrait avoir, en vertu de la loi générale, qui en accorde davantage aux sources froides. C'est ainsi qu'avec une température de 14 degrés, elle est inférieure, pour la contenance du gaz, à la source de l'*Hôpital,* qui a 30 degrés.

En réunissant ces diverses particularités, que démontrent parfaitement les tableaux analytiques, nous pouvons noter que la source des *Célestins* se présente comme une exception permanente au régime général des sources de Vichy.

Source naturelle, elle devrait être thermale, et elle est froide.

Source froide, elle devrait contenir beaucoup d'acide carbonique, et elle n'en possède qu'une quantité relativement très-faible.

La source des *Célestins* doit son nom à un couvent de Célestins qui existait jadis en cet endroit, et dont on voit encore quelques pans de murs ébréchés. Elle est située derrière le vieux Vichy, sur les bords de l'Allier, et à l'extrémité d'un enclos qui porte aussi le nom du couvent dont il dépendait. En ce temps-là, l'eau des *Célestins* et toutes les eaux de Vichy étaient, en quelque façon, la propriété exclusive des religieux du monastère. Ils avaient le monopole de leur vente, et ils en tiraient d'assez gros bénéfices; mais comme entre leurs mains les eaux menaçaient de devenir un peu trop miraculeuses, la charge d'Intendant fut instituée par Henri IV, dans le but de les préserver et de remédier en même temps à d'autres abus.

Lassonne raconte que, dans le dernier siècle, l'Allier passait tout près des bords de la source et l'inondait périodiquement à l'époque des grandes crues. Aujourd'hui les dispositions ne sont plus les mêmes : l'Allier a été détourné de son cours et refoulé à une distance convenable; on a creusé et abaissé son fond, et un large quai, pratiqué sur son ancien lit, met la source à l'abri de ses atteintes. Elle a néanmoins encore été envahie dans ces dernières années, et submergée pendant plusieurs jours, en pleine saison thermale, lors des grandes inondations qui ont ravagé la France; mais en temps ordinaire cet accident n'est plus à redouter. La présence de l'Empereur à Vichy, en imprimant une activité définitive à de nouveaux travaux d'endiguement, a donné à la source des conditions absolues de sécurité. l'Allier, refoulé à une distance encore plus grande, et bien encaissé désormais dans un lit unique, coule régulièrement et sans écarts possibles. Un parc à l'anglaise, habilement dessiné et planté sur les terrassements mêmes de la nouvelle digue, met du reste la source à l'abri de ses emportements.

La source des *Célestins* jaillit directement du sein d'une roche, énorme masse d'aragonite, qu'elle a lentement formée elle-même, par ses dépôts successifs. Un large bassin carré, taillé dans la pierre, reçoit les eaux à leur sortie, et un système de pompe les amène ensuite à la hauteur du sol. A quelques pas de la source, on a construit une rotonde rustique, qui communique avec la buvette par une galerie couverte, et tout près de là, un pavillon, où l'on peut causer, jouer au billard et lire les journaux. Un petit jardin, situé devant la source et au pied même du rocher, qui la menace perpendiculairement et de haut, permet aux buveurs de se promener. — Je laisse à la génération qui nous suivra le soin de raconter les merveilleux ombrages du parc, qui masque aujourd'hui la vue de la rivière et qui, en se prolongeant, forme autour de Vichy une demi-ceinture. Il faut donner aux arbrisseaux le temps de pousser et ceux-là, il faut en convenir, ne poussent pas vite... — Devant soi on a (on avait!) l'Allier et un paysage auquel rien ne manque ; des pêcheurs à la ligne, des laveuses, du linge blanc, des paysans qui travaillent, des champs labourés, des prairies, des vaches et de grandes montagnes au fond. — Les pêcheurs à la ligne, les laveuses et le linge blanc ont disparu, mais les grandes montagnes du fond restent et cela suffit, pour que l'endroit conserve son caractère à la fois agréable et pittoresque. Aussi les buveurs en ont-ils fait un rendez-vous de prédilection.

Dès le matin, on voit arriver ceux qui suivent le

CHAPITRE DEUXIÈME

régime de la source. Ils boivent d'abord un grand verre d'eau, — vieille coutume — puis ils s'installent sous la rotonde, allument un cigare, et la conversation commence ; conversation en plein vent, libre, cruelle parfois comme celle des enfants et des malades ; c'est la chronique locale, indiscrète et ironique, et comme Guy-Patin disait des goutteux : *Quand ils ne souffrent pas, ils sont à craindre !...* Le soir, les buveurs de toutes catégories s'acheminent vers les Célestins, dans un but de promenade et de distraction. Ils envahissent les baraques des marchands étalagistes qui bordent la route, et se livrent surtout au jeu de la toupie hollandaise, dont on entend, sur toute la ligne, les ronflements interminables.

On sait que la source des *Célestins* a contribué plus qu'aucune autre, à faire la renommée des eaux de Vichy. C'est autour de sa buvette qu'on a défendu jadis, avec une passion incroyable et une soif de démon, certaines théories médicales, sur la guérison de la goutte et de la pierre; assauts déplorables, où les combattants jouaient leur vie, comme M. Jourdain faisait de la prose, et dont la plupart ont payé chèrement les suites. C'était l'époque où un grand nombre de buveurs, désespérant de pouvoir calculer de mémoire la quantité d'eau qu'ils ingéraient dans la journée, avaient l'habitude de mettre dans leurs poches, après chaque verre, un petit caillou commémoratif. Aujourd'hui cette fièvre est plus calme, quoiqu'il reste encore à Vichy beaucoup de malades imprudents ou mal conseillés; mais la réputation des Célestins s'est conservée entière : elle vivra même plus longtemps que la source, qui s'épuise de jour en jour et menace de disparaître.

Le rendement de la source des *Célestins*, comparé à ceux des autres sources de Vichy, est insignifiant. En 1820, il était de 500 litres par vingt-quatre heures; plus tard, en 1843, il était descendu à 350. Des travaux exécutés à cette époque, avec beaucoup d'art et d'habileté, par M. l'ingénieur François, le reportèrent à son ancien chiffre; mais depuis il a encore diminué et diminue progressivement, jusqu'à 300, 200 et 150 litres. Parfois même, en été, pendant les grandes chaleurs, la source n'a plus de débit et se trouve fermée pour les buveurs de l'après-midi.

Son jet est en tout temps d'une lenteur extrême et a de la peine à se produire, à travers un orifice embarrassé : circonstance fâcheuse qui, en favorisant les dépôts d'incrustations, obstrue davantage l'ouverture et s'oppose, de plus en plus, au libre écoulement de l'eau. Et malheureusement la situation de la source, au sein de la roche, ne permet plus de porter remède à cet état de choses, par la crainte même qu'il y aurait de voir son orifice se fermer tout à fait, à la suite du plus petit dérangement. La source des *Célestins* est condamnée à s'éteindre lentement, et se serait là certainement un fait regrettable si la nouvelle source, découverte récemment, n'était venue fort heureusement pour la remplacer et prendre son nom.

La température de l'eau des *Célestins*, naturellement basse, est encore diminuée par la lenteur de son jet. Nous l'avons dit, plus le jet d'une source est rapide, moins l'eau a le temps de se refroidir, et plus elle est chaude. Cette température est en même temps très-irrégulière, au point de varier, dans les expériences de M. François, entre 8 et 22° centigrades. Ces différences s'expliquent d'ailleurs dans une certaine mesure, et tiennent, en partie, au séjour plus ou moins prolongé de l'eau dans le bassin qui la reçoit. M. Bouquet, de son côté, a trouvé 14 degrés; c'est le chiffre que nous avons donné et qui nous paraît être celui de sa température normale. Là, d'ailleurs, est la cause à peu près unique des diverses qualités qui distinguent l'eau des *Célestins*. Étant froide, elle est d'autant plus sapide que la chaleur de l'air est plus grande, l'acide carbonique se dégage moins facilement et avec de petits éclats; l'eau est pétillante, très-agréable au goût et très-appréciée par les buveurs.

Et nous pourrions dire : A quoi tiennent les destinées des théories médicales !... Si M. Petit eût transporté sa méthode de boire à outrance, pour le traitement de la goutte, à toute autre source qu'à celle des *Célestins*, il est probable qu'elle n'aurait pas eu tant de succès, et que les buveurs, dégoûtés, auraient montré pour elle moins d'ardeur et plus de tempérance.

Les personnes qui fréquentent spécialement la source des *Célestins* en dehors des goutteux, sont celles atteintes de gravelle, de coliques néphrétiques et d'affections chroniques des voies urinaires. En général, chez ces malades, les voies digestives sont en parfait état de conservation, et la plupart, les goutteux et les graveleux surtout, digèrent l'eau sans peine, et à des doses vraiment énormes. Cependant l'eau des *Célestins* est fortement stimulante, et sa température inférieure contribue pour une bonne part à la rendre telle, de façon que, pour peu qu'il y ait de susceptibilité dans les organes digestifs ou dans la nature des malades, son emploi devient difficile et même dangereux.

Elle a surtout pour effet de provoquer facilement des symptômes de congestion vers la tête, avec céphalalgie, étourdissements, battements des tempes et troubles de la vue. Il faut se mettre en garde contre ces accidents encéphaliques, qui se présentent, assez souvent, avec un caractère de sérieuse gravité.

Un autre effet plus constant de l'eau des *Célestins* et plus marqué que le précédent, c'est d'agir direc-

CHAPITRE DEUXIÈME

tement sur les organes urinaires et de tendre à les exciter. Aussi, si dans les cas de goutte ou de gravelle légère et atonique, on peut sans inconvénient, pourvu que l'état de la constitution ne présente pas de contre-indication, pourvu surtout qu'on la boive à petites doses, l'administrer dès le début du traitement, il n'en est plus de même dans les affections propres des reins et de la vessie. On risquerait de voir se réveiller tous les symptômes d'acuïté, avec exaspération dans les douleurs et dans la marche de la maladie.

Sur douze malades atteints de catarrhe de la vessie, que nous avons traités à l'hôpital militaire de Vichy, aucun n'a pu supporter l'eau des *Célestins* dès le début. Tous nous ont présenté des accidents de réveil : douleurs vives du col, cuisson en urinant, urines purulentes ou sanguinolentes, qui nous ont forcé de recourir, pendant un temps plus ou moins long, à l'eau de *l'Hôpital* ou de la *Grande-Grille*. Cinq malades, affectés de néphrite calculeuse, ont éprouvé une exaspération analogue des divers symptômes. — Chez trois malades, en ville, ayant la gravelle, nous avons vu survenir des douleurs lombaires, avec accidents de néphrite et diarrhée ; chez un autre, qui avait eu deux ans auparavant un accès de colique néphrétique, suivi de l'émission d'un calcul, l'accès a menacé de se reproduire, et n'a été éloigné que par la suspension momentanée du traitement. C'est ici le cas de rappeler les sérieuses paroles de Prunelle : « L'eau des » *Célestins* fait souvent disparaître les coliques » néphrétiques; mais plus souvent elle les réveille. » — Et toute notre pratique, le résultat de toutes nos observations nous amènent annuellement à confirmer la justesse de cet arrêt.

Il est donc très-important, sans penser à nier l'action salutaire de l'eau des *Célestins*, d'en surveiller attentivement les effets, et de ne la prescrire qu'avec une grande réserve. Notons aussi que les divers accidents dont nous venons de parler, et qui lui sont propres, cessent d'ordinaire quand on arrête son emploi, ou ne se produisent pas, si on a eu le soin de préparer le malade, par l'usage antérieur d'une source moins excitante. La *Grande-Grille* ou l'eau de l'*Hôpital* sont de nature à remplir parfaitement cette dernière condition, et nous ne craignons pas de poser, comme une règle d'une bonne pratique, de toujours commencer par l'une de ces sources le traitement des maladies de l'appareil urinaire.

Dans tous les cas, du reste, l'eau des *Célestins*, en raison de ses propriétés stimulantes et énergiques, doit être prescrite en quantité très-modérée. C'est encore là le meilleur moyen d'assurer son efficacité, en prévenant tout accident. — Chose singulière, que de toutes les sources de Vichy, celle qui veut être prise avec le plus de précaution et aux doses les plus faibles, soit précisément celle dont on a tant abusé et dont on abuse le plus encore ! C'est une erreur fâcheuse, dont on n'aperçoit souvent pas les dangers immédiats ; mais qui, par la suite, se règle toujours au détriment des malades. L'expérience a prouvé depuis longtemps cette vérité, sur laquelle il est bon d'appeler les sérieuses réflexions des buveurs.

NOUVELLE SOURCE DES CÉLESTINS

La source actuellement dite *Nouvelle des Célestins* est la troisième qui ait déjà porté ce nom et celle qui définitivement paraît devoir le conserver. La première fut découverte, il y a quelques années, à 10 mètres environ de l'ancienne, et saluée et entourée de soins particuliers à son apparition. Elle fut jaugée et analysée, et c'est à elle que se rapportent les résultats chimiques, qui figurent dans les tableaux de M. Bouquet.

Mais on s'aperçut bientôt que ce que l'on avait pris pour une source paraissait n'être que le résultat d'une infiltration, répandue sur une large surface, et qui ne tarda pas, en effet, à se faire jour dans un autre point, par une masse d'eau beaucoup plus considérable. Ce fut la seconde *Nouvelle des Célestins*, dont les travaux d'aménagement furent confiés à M. l'ingénieur Pigeon.

Le premier soin de M. Pigeon fut de poursuivre résolûment l'infiltration et de ne s'arrêter que lorsqu'il aurait découvert la véritable origine de la source. Il la découvrit en effet au mois d'avril 1858. Depuis, il a dépensé pour elle sa sollicitude et son talent ; il l'a mise dans une espèce de sanctuaire, au fond d'une grotte artificielle, qui est une merveille de goût et de hardiesse ; mais comme on a autant de droit à l'injustice des hommes quand on découvre une source, que lorsqu'on découvre un monde, M. Pigeon reste le Christophe Colomb de la troisième *Nouvelle des Célestins*.

Elle est située sur le même emplacement que l'ancienne source, dans le même petit jardin anglais, et elle jaillit directement du même rocher. L'eau, que l'on voit sourdre au niveau du sol, est reçue dans une petite conque qu'on lui a taillée dans la pierre, et s'échappe ensuite par des conduits souterrains. On arrive à la buvette à travers un large vestibule, qui s'incline légèrement et paraît s'agrandir, à la faveur d'un jour à demi voilé. Sur le devant de la grotte, M. Lefaure, architecte du Gouvernement, a fait construire un corps de bâtiment, en forme de portique, percé de grandes arcades vitrées, qui s'harmonise parfaitement avec le site extérieur.

Seule, la couleur bleue des verres nous paraît défectueuse, encore qu'on l'ait choisie pour augmenter, en l'assombrissant, la profondeur de la grotte. « A l'extérieur elle est disgracieuse, disait un goutteux, comme des lunettes bleues sur une face humaine. » Nous ajoutons, avec plus de sérieux, qu'à l'intérieur, elle pèse sur la tête des buveurs et leur donne le vertige. Sur tous les autres points, il faut rendre justice à l'administration, qui n'a rien négligé pour placer la source dans les meilleures conditions de convenance et d'agrément, et la rendre digne de l'emplacement qu'elle occupe.

Nous avons peu de chose à dire sur l'eau de la nouvelle source, qui n'a pas encore été analysée. Son rendement, d'après les renseignements que nous devons à M. Pigeon, paraît être de 7,000 litres environ par jour. Quant à son usage, il semble destiné à remplacer celui de l'ancienne source. Cependant il ne faut pas croire que les propriétés physiques et la composition chimique de l'eau nouvelle soient égales à celles de l'ancienne. Elle lui ressemble, sans doute, mais comme toutes les eaux de Vichy se ressemblent entre elles, sauf pourtant qu'elle jaillit du même rocher, et voilà certainement la meilleure raison de l'analogie qu'on a voulu lui prêter. Les anciens buveurs, du reste, ne s'y sont pas trompés, et depuis cinq ans que la fontaine est ouverte, tous sont restés fidèles à la première buvette, dont l'eau plus agréable et sans arrière-saveur d'encre, désaltère beaucoup mieux. Nous constatons le fait, sans toutefois l'approuver.

L'eau de la *Nouvelle source des Célestins* nous a paru, au contraire, avoir sur celle de l'ancienne, l'avantage d'être beaucoup moins excitante. Nous ne lui avons pas reconnu une action aussi énergique sur les organes urinaires, ni cette tendance à provoquer des mouvements encéphaliques que nous signalions tout à l'heure comme un motif de grande prudence. On peut, croyons-nous, la prescrire plus facilement au début du traitement. Elle est d'ailleurs très-légère, et les malades la digèrent bien. Sa température est plus élevée que celle de l'ancienne, et elle paraît aussi contenir plus de fer, à en juger par l'enduit ocreux qu'elle dépose sur les parois de la fontaine. Mais nous n'indiquons ici que des approximations et des probabilités : c'est à l'analyse chimique à nous donner la véritable composition de l'eau nouvelle, et à l'expérience clinique de nous fixer sur ses propriétés thérapeutiques particulières.

SOURCE LUCAS

La source *Lucas*, du nom d'un des derniers inspecteurs des eaux, prend quelquefois aussi le nom

CHAPITRE DEUXIÈME

d'une autre source, dite des *Acacias*, qui existait jadis séparée d'elle et qui lui a été réunie. Elle est située en face de l'hôpital militaire, à 150 mètres environ à l'est du grand établissement thermal. Son point d'émergence, unique maintenant, est profondément placé à 7 ou 8 mètres sous terre. Il faut descendre, pour le voir, à travers un escalier roide, dans un caveau sombre, où fonctionne un large système de pompes, lesquelles, prenant l'eau à sa sortie, la renvoient dans les réservoirs de l'établissement. Une autre pompe, plus petite, sert à élever l'eau perpendiculairement, pour les besoins de la buvette, à un mètre au-dessus du sol extérieur. Là elle jaillit, au moyen d'un robinet, dans une petite conque de pierre, d'où elle retombe par un tuyau dans le bassin primitif.

Avec cette disposition, la fontaine *Lucas* a une apparence plus que modeste. On a enfermé le petit corps de pompe, qui la représente, sous une espèce de guérite en bois, à peine grande pour la loger et au fronton de laquelle le nom de la source est écrit à l'encre noire. Alentour, aucun abri ni lieu de repos pour le buveur, qui est obligé de boire son verre d'eau et de se sauver au plus vite, pour échapper aux ardeurs d'un soleil caniculaire. Il est vrai que cet aménagement, la guérite comprise, n'est que provisoire; mais voilà bien peut-être son plus grand tort, parce qu'il a plus de chances de durer longtemps. — Il dure en effet... Soyons véridiques pourtant et mettons-nous au courant du jour. Depuis que ces lignes ont été écrites, un changement s'est produit et le provisoire a disparu. On a supprimé la guérite, on a supprimé la pompe, on a supprimé la buvette. En tout trois suppressions, et il ne reste plus que les malades. Mais nul ne boit plus à la source *Lucas*, et sur l'ouverture du puits on a mis une large dalle.

Le rendement journalier de la source *Lucas* a présenté, suivant les époques, d'assez grandes irrégularités, et n'est pas le même, suivant qu'on le mesure au niveau du puits ou à l'orifice même de la source. En 1851, M. Dufresnoy, inspecteur général des mines, trouva à ce dernier point 81,720 litres et seulement 22,700 au niveau supérieur. Quelques jaugeages exécutés ensuite, mais peut-être mal exécutés, ont porté ce rendement à 200 et 300,000 litres. Actuellement, la source donne, à la limite d'aspiration des grandes pompes, 86,000 litres.

Cette grande quantité d'eau est employée, à peu près exclusivement, à alimenter les baignoires de l'établissement thermal. Par suite de dispositions récentes, la source *Lucas* fournit encore, concurremment avec le *Puits Carré*, au service de l'hôpital militaire, dont le système balnéaire vient d'être terminé.

L'eau de la source *Lucas* a, d'après M. Bouquet,

une température de 29° centigrades. Elle nous a donné à nous 29°,8. Elle possède une odeur caractéristique d'hydrogène sulfuré, qui, à certains jours surtout, devient très-sensible, mais qui s'évapore très-promptement. Il suffit même de garder le verre à la main, pendant moins d'une demi-minute avant de la boire, pour que le goût n'en soit pas atteint. Sa saveur est légèrement fade, moins pourtant que celle des diverses sources thermales de Vichy, et cela tient sans doute à la grande quantité d'acide carbonique qu'elle contient. Sous ce rapport, la source *Lucas* présente une exception inverse de celle des *Célestins*.

En examinant les tableaux analytiques, on voit que ses proportions gazeuses sont supérieures de plus de moitié à celles des sources naturelles, et qu'elles atteignent, en les dépassant quelquefois, celles des sources froides et artificielles. C'est probablement à cette cause, qu'il faut attribuer l'action vive qu'elle exerce sur la muqueuse gastrique, et la sensation de chaleur à l'épigastre, qu'elle développe chez certains malades. Mais si l'eau de la source *Lucas* se rapproche des sources artificielles, par la grande quantité d'acide carbonique, elle rentre dans la loi des sources naturelles par l'abondance de ses principes minéralisateurs, double circonstance à laquelle elle doit d'être, à tous égards, la plus riche et, en quelque sorte, comme le prototype des eaux de Vichy.

Elle ne paraît pas, au point de vue thérapeutique, posséder aucune action spéciale, ou du moins, les essais tentés dans ce but, n'ont-ils pas été assez nombreux pour permettre de lui en assigner. Nous croyons cependant, qu'en raison même de sa richesse minérale et gazeuse, elle serait appelée à rendre beaucoup de services. Nous l'avons employée avec succès dans quelques cas d'affections intestinales, où l'eau de l'*Hôpital* n'était pas tolérée, et particulièrement contre une dyspepsie avec diarrhée, suite d'une fièvre typhoïde, qui avait considérablement diminué les forces du malade. Elle a une aptitude remarquable à stimuler l'action digestive, sans provoquer ni douleurs de tête ni vertiges. Aussi elle nous paraît très-indiquée dans tous les cas où les premières voies sont, en quelque sorte, plus embarrassées que malades, chez les personnes particulièrement disposées à la sécrétion de la lymphe, et toutes les fois qu'à une grande atonie des fonctions intestinales, se joignent le relâchement de l'organisme et un embonpoint sans dureté.

Anciennement la source *Lucas* s'appelait crûment, à Vichy, la source des *Galeux*, et certaines expériences de Prunelle font croire que ce n'est pas sans motif qu'on lui avait donné ce nom. On avait dû lui reconnaître, sinon la faculté de guérir la gale proprement dite, au moins une certaine action spéciale contre les maladies de la peau. Son odeur d'hydrogène sulfuré a peut-être été le point de départ de cette opinion, qui d'ailleurs n'a rien de déraisonnable, surtout si l'on considère les services signalés que la médication alcaline rend, tous les jours, contre ces mêmes affections. Il est vrai que l'expérience de nos confrères et nos propres observations ne la confirment pas absolument. Cependant nous devons dire que, chez quelques malades de l'hôpital militaire atteints de dyspepsie, et qui présentaient en même temps diverses éruptions cutanées, nous avons vu la peau se dépouiller d'une façon complète.

Un fait remarquable nous a été fourni par un officier de marine qui avait rapporté des colonies, en même temps qu'une gastralgie dyspeptique, une éruption confluente de papules plates, arrondies, rougeâtres, occupant toute l'étendue du tronc et ayant de très-près l'aspect de syphilides ; maladie très-commune, à ce qu'il paraît, dans les pays chauds, où elle a reçu le nom de *bourbouille*. A la fin du traitement thermal, l'éruption avait considérablement diminué, les papules s'étaient éteintes et la peau avait repris à peu près sa coloration normale. Notons encore qu'ayant fait personnellement usage de l'eau de *Lucas* pendant une quinzaine de jours, nous lui avons reconnu une tendance remarquable à agir sur la peau et à provoquer des sueurs abondantes.

En tenant compte de ces données et en considérant que les eaux de Vichy, en dehors de leur composition alcaline, contiennent encore une quantité notable d'arséniate de soude, nous ne sommes pas éloigné d'admettre qu'il puisse y avoir quelque chose de vrai dans l'opinion des anciens médecins. Parmi les maladies de la peau, il y en a beaucoup qui dépendent, plus ou moins directement, d'une affection intestinale ou de telle disposition vicieuse des voies digestives. C'est principalement dans ces cas que l'eau de la source *Lucas* nous paraît devoir être utilement employée, et que l'expérience peut amener des résultats favorables.

§ II

SOURCES ARTIFICIELLES

Rappelons brièvement les quelques propositions générales que nous avons déjà consignées.

Les sources artificielles de Vichy ne possèdent qu'une thermalité relative.

Elles sont moins minéralisées et plus gazeuses que les sources naturelles.

Trois, parmi elles, se distinguent par une proportion plus grande de bicarbonate de protoxyde de fer, qui leur a valu le nom de sources *ferrugineuses*.

Cette proportion ne dépasse pas, limite *maximum*, le chiffre de 0,027 par litre.

Toutes les sources artificielles sont récentes.

C'est en 1844 que le premier forage fut exécuté à Vichy par MM. Brosson, et produisit le *Puits Brosson* ou la source du *Parc*. Après celui-là vinrent les autres ; seulement, comme on craignit, à tort ou à raison, que ces voies nouvelles, ouvertes à l'écoulement des eaux, ne vinssent diminuer le rendement des anciennes sources, un décret du Gouvernement provisoire, en 1848, défendit le percement de puits artésiens, dans un périmètre convenablement étendu.

PUITS BROSSON

SOURCE DU PARC

Le puits *Brosson*, placé en face et un peu sur la droite de l'établissement thermal, n'est distant du *Puits Carré* que de 200 mètres environ. Il était situé d'abord sur un petit terrain contigu au *Parc*, et qui depuis lui a été réuni, en même temps que lui-même a pris le nom de *Source du Parc*.

Le forage qui lui a donné naissance fut poussé jusqu'à une profondeur de 48 mètres. A ce point, la sonde fit jaillir une masse considérable d'eau, dont l'écoulement sembla se faire, dans les premiers temps, au préjudice du *Puits Carré*. De là vinrent des craintes exagérées peut-être, et des contestations plus ou moins fondées s'élevèrent entre l'État et MM. Brosson.

Il est difficile, en effet, de comprendre comment une voie artésienne pourrait porter atteinte aux sources naturelles, quand on sait que celles-ci, au sortir de la roche primitive et dans tout leur trajet, à travers les terrains d'alluvion qui comblent le bassin de Vichy, laissent déposer des matières minérales, qui se concrètent autour d'elles et leur forment un tuyau complet d'isolement. Il faudrait pour cela que la sonde rencontrât précisément cette cheminée protectrice; mais de fait, après les travaux de captage exécutés auprès du *Puits Carré*, quand on eut abaissé son point d'émergence et débarrassé son orifice des concrétions qui l'obstruaient, le rendement de cette source prit une extension plus considérable que jamais. D'autre part, le puits *Brosson*, qui avait coulé d'abord avec tant d'abondance, diminua progressivement son débit, puis présenta des intermittences plus ou moins longues, qui ont toujours continué et sont devenues son régime permanent.

Cette dernière circonstance a toujours rendu le jaugeage de la source très-difficile. Son rendement journalier, que M. Radoult avait porté à 66,000 litres, n'a été évalué qu'à 48,500 litres par M. François, et ce dernier chiffre paraît être le plus réel. Ses intermittences sont très-irrégulières, sans loi ni règles fixes entre les temps d'écoulement et les temps d'arrêt. On l'a vue couler quelquefois, sans discontinuité, pendant vingt et vingt-cinq jours ; d'autres fois aussi elle s'est arrêtée pendant des périodes aussi longues. Cependant, d'après les observations et les calculs de M. Dufresnoy, l'intermittence normale présente, le plus ordinairement, une durée de quarante-cinq à cinquante-cinq minutes.

Tous les trois quarts d'heure ou toutes les heures les jaillissements se manifestent, accompagnés de violentes détonations et précédés d'une émission considérable de gaz. L'eau monte ensuite et se précipite, par jets brusques et saccadés, et comme à la suite de soufflements réitérés. Pour les besoins de la buvette, on a établi une pompe qui la verse, par la gueule d'une longue couleuvre recourbée, dans un bassin de marbre, élevé d'un mètre et demi environ au-dessus du sol. La fontaine, située sur la droite du parc, est placée sous un élégant pavillon entouré d'une barrière en forme de balustrade et porté par des colonnes de bois.

L'eau de la source du *Parc* est surtout employée

pour le service des bains de l'établissement. Elle a une température de 22 à 23° centigrades, et elle se distingue par un goût très-prononcé d'hydrogène sulfuré. Sa composition se rapproche beaucoup de celle des anciennes sources, dans l'enceinte desquelles elle a été trouvée, sauf pourtant une quantité beaucoup plus considérable d'acide carbonique libre qu'elle renferme. On ne lui assigne pas de propriétés thérapeutiques particulières, et peu de malades en font usage. Cependant, on voit venir à sa fontaine quelques personnes atteintes de paresse stomacale ou d'affection atonique des intestins; d'autres, dont les voies aériennes sont fatiguées ou plus ou moins endommagées, par suite d'irritations chroniques et de catarrhes, ou qui portent sur le corps diverses traces de maladies de la peau. Pour notre compte, nous l'avons plus souvent prescrite dans ces dernières années et toujours avec des résultats avantageux. Nous croyons qu'il y a beaucoup à lui demander et beaucoup à attendre de ses bons effets et, sans hésitation aucune, nous reportons à la source du *Parc* tout ce que nous avons dit, comme applications thérapeutiques, de la source *Lucas*, avec laquelle, d'ailleurs, elle a beaucoup d'analogie et presque une similitude parfaite de composition et de goût.

PUITS LARDY

Le puits *Lardy* est situé dans l'enclos de l'ancien couvent des Célestins, et doit à cette situation d'être nommé aussi, source de l'*Enclos des Célestins*. Il n'y a pas dans tout Vichy, un endroit plus agréable et mieux disposé que celui-là. Sur les hauteurs d'un rocher, un grand parc planté d'arbres de haute futaie et d'arbustes fleuris et odorants, avec de larges allées sablées, où les buveurs trouvent tout à la fois une promenade facile, un abri contre les ardeurs du soleil et une vue délicieuse. C'est une succursale du parc du grand établissement, mais moins bruyante, plus accidentée et plus favorable à l'isolement et à l'intimité. On y vient, dans la journée, se reposer à l'ombre des grands noyers, ou on s'installe, près de la source, dans des kiosques disposés pour la lecture des livres et des journaux. Le soir, les allées se garnissent de chaises, sur lesquelles les buveurs respirent l'air frais et pur et causent, par petits groupes, « sous le ciel sans nuages ». Nous ne vantons pas l'Enclos des Célestins seulement parce qu'on y trouve les plaisirs de la vue et le charme des sensations; mais quand la nature dispose l'esprit au calme et à la sérénité, elle contribue bien plus efficacement à ramener la santé du corps.

Ainsi passent pourtant les choses les plus belles et les plus utiles, et voilà un bel exemple de prose perdue! — Depuis que, pour la première fois, nous avons imprimé les lignes qui précèdent, le parc Lardy a disparu. On l'a coupé tout au centre par une large route empierrée, carrossable et bordée de murs blancs. La source d'un côté, seule, isolée ; de l'autre, les arbres qui restent et qui versent l'ennui et leurs feuilles jaunies sur les allées solitaires. Adieu donc le pittoresque et l'agrément! Et cela s'est fait sans utilité, sans nécessité, sans but, sauf peut-être le but peu évangélique de déplaire à son prochain : vandalisme et absence de goût!...

Le puits *Lardy* est le plus pénétrant des puits artésiens de Vichy; il va jusqu'à 150 mètres, en centre de terre. De cette grande profondeur, les eaux ramènent une certaine quantité de sables et de graviers, que la force expansive de l'acide carbonique soulève et chasse devant elle. L'eau monte par un tuyau d'ascension et se déverse, au moyen d'un griffon, dans une vasque en lave, qu'elle recouvre de ses dépôts et sédiments ocreux. Dans les commencements, elle jaillissait avec une assez grande abondance. Son rendement journalier était de 20,000 litres; mais, dans les années suivantes, on l'a vu décroître à 17, à 12, à 10, et maintenant il n'est plus que de 7,000 litres.

L'eau du puits *Lardy* a une température de

23° centigrades. Elle a la saveur prononcée des sels de fer et l'odeur hydro-sulfureuse. Son action sur la muqueuse stomacale est vive et stimulante, et les malades la digèrent très-bien. Mais elle développe souvent après elle, des céphalalgies violentes et divers autres troubles nerveux, suivant les susceptibilités particulières ; ce qui fait qu'on ne doit la prendre qu'avec précaution et à petites doses. Les petites doses, du reste, nous ne craignons pas de le répéter, doivent être observées auprès de toutes les fontaines de Vichy ; et si nous revenons sur ce point avec insistance, c'est que les déceptions, qui accompagnent souvent le traitement thermal, ont pour cause principale l'intempérance des buveurs.

Les malades qui viennent à la buvette du puits *Lardy* sont très-nombreux et très-divers. Dans un des kiosques qui avoisinent la fontaine, les propriétaires ont eu l'idée de mettre une espèce de registre d'observations, que tout le monde peut voir et consulter, et sur lequel les buveurs inscrivent eux-mêmes les détails de leurs maladies et du traitement qu'ils ont suivi. Il y a naturellement dans ces récits de magnifiques et puissantes hyperboles : c'est un hymne perpétuel à la naïade de l'endroit, chanté dans toutes les langues et sur tous les tons de l'emphase, de l'admiration et de la reconnaissance.

Un grand nombre de malades sont des transfuges

d'une autre source, et, s'il fallait les croire, l'eau de *Lardy* réunirait les propriétés spéciales attribuées aux diverses fontaines de Vichy et posséderait seule le don de guérir. Cependant, en faisant la part la plus large à l'exagération, on trouve encore dans ce recueil un grand fond de renseignements utiles et qui concordent avec l'expérience médicale. Qu'y a-t-il d'étonnant, au reste, qu'une eau minérale qui possède une double propriété reconstituante, et par le fer qu'elle contient en quantité suffisante, et par l'action stimulante qu'elle exerce sur la muqueuse intestinale, puisse être très-efficace dans la plupart des maladies chroniques, qui s'accompagnent le plus ordinairement de désordres dans les digestions, de nutrition incomplète ou mauvaise, et d'un appauvrissement plus ou moins considérable du sang ?

L'eau de la source *Lardy* peut remplacer avec avantage, pendant un temps limité, ce que, dans la médecine générale, on appelle le traitement analeptique : les amers et les ferrugineux. Elle est spécialement indiquée contre la chlorose, l'aménorrhée, la débilité qui suit les grandes pertes de sang et dans tous les cas où la constitution étant affaiblie, sans lésion organique appréciable, il suffit de réveiller l'énergie des fonctions digestives pour que le malade, assimilant davantage, recouvre la plénitude de ses forces.

Les enfants, les femmes, les jeunes filles en font particulièrement usage, et parmi celles-ci on remarque beaucoup d'Anglaises et beaucoup de belles dames, qui portent d'un air dolent les fatigues du monde et les regrets d'avoir trop aimé les fêtes, le bal et... l'accessoire.

Il est des malades, atteints d'affections intestinales sans irritation, qui, après avoir commencé le traitement à la source de l'*Hôpital*, viennent le terminer très-avantageusement à la source *Lardy*. Il en est d'autres pour lesquels il est plus utile encore de le commencer directement par cette dernière : cela se remarque surtout dans certaines dyspepsies indolentes.

Une des propriétés les meilleures et les plus incontestables de la source *Lardy*, c'est l'action salutaire qu'elle exerce contre la cachexie paludéenne, lorsqu'on l'administre concurremment avec l'eau de la *Grande-Grille*. Nous l'avons expérimenté sur de nombreux malades de l'hôpital militaire, chez lesquels les fièvres d'Afrique avaient laissé des traces profondes, et toutes les fois que l'état des voies digestives nous a permis l'emploi de la source *Lardy* ou de la source de *Mesdames*, le traitement thermal a réussi beaucoup mieux que si le malade eût été laissé à l'usage unique de la *Grande-Grille*. Le raisonnement d'ailleurs se joint à l'expérience, pour recommander cette pratique.

Si l'on admet, en effet, d'après les études physiologiques les plus récentes, que la rate a pour action de faire passer du blanc au rouge les globules sanguins, et que les engorgements de cet organe, en entravant ses fonctions, amènent la présence des globules blancs dans la masse du sang, — et cela s'accorde avec les résultats pathologiques, — il est évident qu'il doit être très-avantageux d'essayer sur l'économie, la double action reconstituante dont nous venons de parler, des sels de fer et de la stimulation gastro-intestinale.

PUITS DE MESDAMES

Il est situé à 1,500 mètres environ de Vichy, sur la route de Cusset, entre celle-ci et la rive gauche du Sichon, et à l'extrémité de l'allée de peupliers, dite allée de *Mesdames*, en l'honneur de Mesdames Adélaïde et Victoire, auxquels la station thermale doit ses premiers embellissements. Foré par M. Brosson, peu de temps après la découverte de la source *Lardy*, il fut acheté ensuite par la compagnie fermière, qui en amena les eaux jusqu'à Vichy.

Pour cela on a construit, à l'ouverture du tube ascensionnel, un bassin circulaire, où celles-ci se déversent et d'où elles s'échappent par une conduite en fonte. Au-dessus du bassin, un appareil hydraulique comprime fortement l'acide carbonique qui tendrait à se dégager, et le chasse dans le tuyau conducteur avec les eaux, que lui-même, par sa force expansive, contribue ensuite à entraîner. Ainsi se trouvent réalisées, autant que possible, les conditions naturelles des sources minérales jaillissantes, qui n'arrivent à niveau de terre que sous la pression ascensionnelle de l'acide carbonique ; et l'eau, par cette même disposition, est moins exposée à perdre ses éléments minéralisateurs, dans le trajet qu'elle parcourt jusqu'à Vichy.

La fontaine de *Mesdames* vient s'ouvrir dans la galerie des sources du Grand Établissement, à l'extrémité opposée à celle qu'occupe la *Grande-Grille*. Elle est formée par deux bassins de petite dimension, placés l'un au-dessus de l'autre et portés sur une assise en maçonnerie. Le bassin inférieur, plus grand, est d'une coupe évasée et presque gracieuse ; mais le supérieur, vraiment, a les proportions, la tournure et l'aspect fâcheux d'une marmite. Le public des buveurs n'est pas sans s'apercevoir et s'égayer un peu de cette étrangeté artistique. C'est dans celui-là que l'eau jaillit et qu'on la puise, pour les besoins de la buvette. Elle se déverse ensuite en cascade par-dessus ses bords, et recouvre toute la fontaine de ses dépôts rougeâtres.

J'ai laissé ces lignes, telles qu'elles sont écrites,

dans les précédentes éditions, ainsi que d'ailleurs j'en ai usé pour la source des *Célestins,* parce qu'il me paraît utile que dans un livre, le passé puisse se rapprocher du présent. On a ainsi un point de comparaison plus exact pour constater les changements, apprécier les améliorations et mesurer le progrès. Nous devons donc ajouter que l'administration a fait, depuis un an, disparaître cette disgracieuse fontaine et l'a remplacée par une large conque en étain, portée sur un pied élevé d'un mètre environ, de façon à figurer assez exactement une coupe à vin de Champagne. Un petit godet, placé au centre, reçoit le premier jet de la source, et les bords de la conque, soigneusement entretenus et essuyés, ne gardent plus l'empreinte d'aucun dépôt rougeâtre. Ce n'est plus qu'en la buvant qu'on peut reconnaître que l'eau de *Mesdames* est ferrugineuse.

Le débit de la source, calculé au point d'émergence, est de 15,000 litres par jour ; sa température est de 16 degrés centigrades. Son eau, quoique un peu moins chargée de substances minérales, est d'une composition à peu près analogue à celle du puits *Lardy.* Elle a, comme celle-ci, des proportions très-fortes d'acide carbonique et de fer. Dans les commencements, elle avait même paru lui être supérieure sous ces rapports ; mais les analyses chimiques de l'eau de *Mesdames* ont été faites à la naissance même du puits, et nous sommes porté à croire qu'elle arrive à l'établissement un peu éventée et après avoir perdu quelques-uns de ses principes.

Quel que soit le soin qu'on ait apporté dans la construction de l'appareil hydraulique, il nous paraît, comme à M. Bouquet, bien difficile qu'il puisse empêcher toute évaporation de l'acide carbonique. Le tuyau en fonte qui amène les eaux est, en effet, recouvert, dans les premiers mètres de son étendue, d'une couche très-épaisse de sédiments ocreux, indice irrécusable de cette évaporation et d'une certaine déperdition des sels de fer. Cette couche est surtout très-marquée à la fin de la saison, alors que les pompes ont cessé de fonctionner, et pour être fixé sur la vraie composition de l'eau de *Mesdames*, il serait à désirer que l'analyse en fût faite, à son arrivée à l'établissement thermal.

Toujours est-il qu'elle n'a ni le goût fortement piquant que ses grandes proportions gazeuses et sa température froide devraient lui donner, ni la saveur ferrugineuse aussi prononcée que celle du puits *Lardy*. Elle est moins stimulante que cette dernière et ne donne pas lieu aussi facilement à des céphalalgies et à divers troubles nerveux ; mais elle est peut-être plus indigeste, et un grand nombre de malades ne peuvent pas la supporter. Question de personne et de susceptibilité particulière. Elle pèse alors sur l'estomac avec la lourdeur d'une pierre, et son ingestion est suivie, comme pour toutes les sources, de ballonnement du ventre, de coliques et de violentes diarrhées.

Les applications thérapeutiques de l'eau de *Mesdames* sont les mêmes que celles de l'eau de *Lardy*. Elle est indiquée dans les mêmes affections, le même personnel de malades fréquente sa buvette, les personnes seules varient, suivant que leurs dispositions maladives et les exigences particulières de leurs tempéraments s'accommodent mieux de l'une ou de l'autre des deux sources. Nous avons assez dit, du reste, que l'application thérapeutique des diverses sources de Vichy est, avant tout, une question d'idiosyncrasie physiologique ou pathologique.

PUITS D'HAUTERIVE

Le petit village d'Hauterive, situé sur la rive gauche de l'Allier, à 5 kilomètres de Vichy, possédait autrefois des sources naturelles, dont il est fait mention dans les anciens livres de médecine. Ces sources avaient cessé de couler depuis longtemps, lorsqu'en 1844, MM. Brosson les retrouvèrent, en quelque sorte, en pratiquant sur leur ancien emplacement, le forage qui a donné naissance au puits actuel. C'était une bonne fortune, qui fit pendant quelque temps d'Hauterive, une station thermale à côté de Vichy. On construisit un petit établissement contenant quatre baignoires, dans l'espérance d'y voir venir des malades ; on nomma même un médecin-inspecteur, puis la compagnie fermière acheta la nouvelle source, qui devint avec son établissement la propriété de l'État.

Le puits d'*Hauterive* est le troisième des puits artésiens ferrugineux, et de beaucoup le plus important des trois, par l'abondance de son débit. Unique dans l'origine et n'ayant qu'un seul jet, il donnait journellement 86,000 litres. Plus tard, son jaillissement se trouva divisé et fournit à un nouveau puits, pratiqué à 2 ou 3 mètres de distance du premier. L'un et l'autre ont été connus sous les noms de *Grande-Source* et source de la *Galerie*.

La *Grande-Source* était alors spécialement affectée à la fabrication du bicarbonate de soude. Elle jaillissait dans une cavité close, destinée, dans le principe, à contenir la grande quantité d'acide carbonique qu'elle fournit, et à rendre par là cette fabrication plus facile. Son rendement journalier était de 29,660 litres.

La source de la *Galerie*, dont le débit n'était que de 24,000 litres, se déversait dans un petit bassin circulaire, placé sous la galerie ou le péristyle de l'établissement, et servait uniquement à l'expédition des eaux en bouteilles.

Mais dans ces derniers temps, l'administration a renversé cet état de choses et démoli le bassin circulaire et la galerie de l'établissement. De plus, les deux émergences ont été réunies et, comme autrefois, il n'y a plus aujourd'hui qu'une seule source, avec son ancien rendement.

Il n'y a pas à Hauterive de buvette, proprement dite, et les malades n'y viennent que dans un but de promenade. Dans ce cas, ils peuvent emplir un verre et le boire à l'endroit même où l'on emplit les bouteilles et quelques-uns, en effet, se donnent cette satisfaction. La compagnie fermière avait eu pourtant l'idée d'amener les eaux de la source à Vichy, et ce projet aurait eu certainement des avantages, eu égard à leur excellente composition; mais il ne faut pas trop le regretter peut-être, en pensant qu'elles auraient pu laisser dans le trajet une partie de leurs principes. M. Durand-Fardel estime qu'elles seraient les plus propres à remplacer l'eau des *Célestins*, sans qu'il leur reconnaisse pourtant une action spéciale sur les organes urinaires; il loue beaucoup leur qualité digestive et la facilité avec laquelle les malades les supportent; mais évidemment il ne s'agit ici que des eaux transportées.

On peut ajouter avec plus de justesse, qu'à Vichy elles auraient une application analogue à celles des sources *Lardy* et *Mesdames*; mais la même objection reste, à savoir : si une eau, qui aurait parcouru

5 kilomètres dans un tuyau conducteur, conserverait les mêmes propriétés qu'à son point de jaillissement? Nous ne le pensons pas.

L'eau d'*Hauterive* est de toutes celles de Vichy, la plus chargée en acide carbonique. Elle est froide, entre 14 et 15 degrés, et cette double circonstance la rend, dit-on, très-précieuse pour le transport en bouteilles.

PUITS DE VAISSE

Le puits foré de *Vaisse* n'existe à Vichy qu'à l'état de phénomène naturel, très-intéressant et très-couru par les buveurs. Il est situé dans la petite commune de Vaisse, sur la rive gauche de l'Allier, et presque en face de l'établissement thermal. On le nomme indifféremment, puits de *Vaisse*, source du *Pré-Salé* ou source *Intermittente*. Cette dernière désignation sert à définir la nature singulière de son écoulement.

Le puits de *Vaisse* se distingue, en effet, par une intermittence parfaitement régulière et très-curieuse. Ses jaillissements s'annoncent par un grondement souterrain, qui grandit en se rapprochant, et s'accompagne presque instantanément d'une violente éruption d'eau et de gaz, fortement imprégnés de l'odeur hydro-sulfureuse. A ce moment la source présente, en petit, le phénomène des volcans d'eau chaude. Elle coule ainsi pendant six minutes; puis on entend des sifflements aigus, produit par un nouveau dégagement de gaz, et qui annoncent la fin de l'éruption. L'instant d'après, la source ne donne plus ni eau ni gaz, et tout rentre dans le silence pendant cinquante minutes, au bout desquelles le phénomène recommence dans les mêmes conditions.

Un grand plaisir pour les buveurs est d'engager les nouveaux venus à se pencher sur l'ouverture, au moment marqué pour le jaillissement : saisis presque aussitôt par les violentes piqûres du gaz sulfuré, ceux-ci se rejettent brusquement arrière, n'en pouvant plus des yeux et du nez.

Le *Moniteur Universel* du 20 décembre 1865, contient une lettre du R. P. Girard, missionnaire apostolique, qui donne sur les eaux thermo-minérales d'Atami, au Japon, des détails très-intéressants, et dont quelques-uns ont ici leur place indiquée. Nous y trouvons la reproduction exacte du phénomène du puits de *Vaisse*, et la confirmation de l'opinion que nous avons émise, de l'origine volcanique des eaux de Vichy.

« Les eaux d'Atami sont salines et thermales au plus haut degré. Elles sortent d'un sol argileux, par une bouche anfractueuse, d'une ouverture de

30 centimètres carrés environ. La source est située au pied de hautes montagnes d'un caractère purement volcanique, en amont du village d'Atami, à une distance du bord de la mer d'un demi-mille ou un peu plus. Les eaux en jaillissent par intervalles plus ou moins réguliers (six ou huit fois dans les vingt-quatre heures), et chaque poussée est accompagnée d'une série de phénomènes, qui se présentent dans un ordre à peu près constant.

» Voici comment les choses se passent le plus ordinairement. Les bourdonnements souterrains que l'on entend constamment au-dessus et aux environs de la bouche, augmentant d'intensité à un moment donné, annoncent de très-près la sortie de quelques jets de vapeur et d'un peu d'eau bouillante entraînée avec eux. Le bruit s'élève progressivement et semble se rapprocher de la surface du sol; en même temps le jet de vapeur grossit, devient continu et s'élance bientôt de la bouche en colonne vibrante, dont le fracas et la force d'impulsion ne peuvent être comparés qu'à ceux de la vapeur d'une locomotive, s'échappant par son tuyau de dégagement. Au bout de quinze ou vingt minutes, le maximum est atteint. Dès lors le bruit diminue et change de nature, la colonne de vapeur perd de sa force; un peu d'eau en ébullition s'écoule déjà au-dessous d'elle. Les phénomènes continuant à se substituer l'un à l'autre, à mesure que la proportion de vapeur diminue, la gerbe d'eau bouillante augmente et sort bientôt à pleine ouverture, pour se rendre dans un réservoir voisin destiné à la recueillir. Peu de temps après, l'eau a cessé de couler elle-même, et tout rentre dans le calme jusqu'à l'éruption prochaine. »

Il n'y a rien de plus à noter sur la source de *Vaisse*; son rendement n'est pas connu; sa température, d'après M. Bouquet, est de 27°, 8 centigrades, et l'eau qu'elle fournit est sans usage pour les malades.

TABLEAU

Indiquant la température et le volume des diverses sources de Vichy, dans l'ordre de leurs températures décroissantes (M. BOUQUET).

	Température.	Débit par 24 heures.
Puits Carré........................	44°,7 centigr.	200,000 lit.
Puits Chomel.....................	44 ,7 —	...... —
Grande-Grille.....................	41 ,8 —	96,200 —
Hôpital............................	30 ,8 —	52,400 —
Lucas.............................	29 ,2 —	86,400 —
Célestins.........................	14 ,2 —	0,500 —
Nouvelle des Célestins...........	.... —	...... —
Puits de Vaisse...................	27 ,8 —	...... —
Puits Lardy.......................	23 ,8 —	7,000 —
Puits Brosson ou du Parc.........	22 ,5 —	44,480 —
Puits de Mesdames................	16 ,8 —	14,400 —
Puits d'Hauterive. {Source de la Galerie.	15 —	24,336 —
{Grande-Source.....	14 ,6 —	29,660 —
Débit total en vingt-quatre heures.............		555,376 lit.

7.

CHAPITRE TROISIÈME

TRAITEMENT THERMAL

§ Ier.

DES DIVERS MODES D'ADMINISTRATION DES EAUX

IDÉE GÉNÉRALE DU TRAITEMENT THERMAL

J'aborde maintenant sous ce titre la question la plus importante que puisse soulever l'emploi thérapeutique des eaux de Vichy. Toute la médecine thermale est dans cette question, dans la manière, bonne ou mauvaise, de l'entendre et de la résoudre. —Étant connue la composition chimique des eaux de Vichy, étant données leurs propriétés et leurs applications thérapeutiques, c'est-à-dire les maladies qui réclament leur emploi et dont nous parlerons plus loin, il s'agit en dernier et important résultat, pour les malades, non pas seulement d'en faire usage, mais de savoir les prendre, et, pour le médecin,

non pas de les employer, mais de savoir les ordonner.

En d'autres termes, le mode d'admistration des
eaux n'est pas autre chose, que la direction à donner
et à suivre dans le traitement thermal.

La question ainsi définie devient toute médicale,
et il est facile de comprendre que le médecin en est
le premier arbitre. Mais dans l'intérêt même des
malades et pour leur édification, il nous paraît encore utile d'insister sur l'importance capitale qu'elle
prend dans la médecine hydro-minérale. Cette utilité est surtout incontestable et évidente, depuis la
réforme opérée dans le régime des établissements
thermaux de France.

On sait que l'article 15 du nouveau règlement
porte que « le libre usage des eaux n'est subor-
» donné à aucune permission, ni à aucune ordon-
» nance de médecin. »

Dans la première édition de ce livre, nous avons
attaqué ce fameux article, et nous l'avons condamné
pour raisons sérieuses. Nous avons montré qu'il
était faible dans sa conception, puéril et inconsé-
quent dans ses motifs, imprudent et dangereux,
dangereux surtout, dans ses résultats; qu'il vio-
lait l'ordonnance de 1846, relative à la distribution
et à la vente des médicaments, et qu'il dénotait,
dans l'esprit des hommes qui en avaient été les
promoteurs et du Ministre qui l'avait signé, une

singulière exagération de la liberté individuelle et professionnelle, un oubli manifeste des mœurs de nos thermes, un respect limité des droits et des devoirs de la science, et un dédain merveilleux de l'action énergique sur l'économie de quelques eaux minérales, et particulièrement des eaux de Vichy.— Notre voix ne devait pas être entendue ; mais nous avions prédit que Vichy allait devenir une école d'entraînement et de mécomptes, et depuis, nous enregistrons tous les jours les accidents, qui résultent de l'abus des eaux et de l'usage de l'article 15. Triste manière de gagner une cause avec de pareils arguments, triste surtout de la plaider !

Le coup porté à la science n'a pas été moins pernicieux, et nous nous y arrêtons.

La médecine thermale, si je puis ainsi appeler l'ensemble de la médication par les eaux minérales, n'est pas faite ; malgré des résultats très-avantageux et même des succès inespérés, qui la rendent précieuse et assurent son avenir, elle ne présente aucune précision, aucune certitude dans ses effets. Elle n'a ni principes déterminés, ni règles, ni méthode dans son application, et on chercherait vainement dans les nombreux écrits qu'elle a inspirés, autre chose que de simples indications.

On sait que les eaux administrées dans telles

maladies peuvent guérir ou ne pas guérir les personnes qui en font usage, mais là-dessus on ne peut longuement raisonner, et il est difficile surtout d'établir une doctrine scientifique. Toutes les observations, il faut le noter, tous les faits recueillis et publiés sur la matière, sans autre garantie que celle d'une autorité individuelle, plus ou moins sévère, ne présentent pas d'autre enseignement, pas d'autre conclusion, et cela s'explique.

Les médecins des eaux, réduits en quelque sorte à faire de la clinique en camp volant, ne peuvent que constater les effets immédiats et souvent trompeurs de la cure. — Or, l'action des eaux minérales est toujours lente. — Après trois semaines ou un mois de traitement, le malade leur échappe et retourne vers son médecin ordinaire, qui seul peut surveiller les effets consécutifs et noter, en définitive, les résultats de la médication. Dans de semblables conditions, les observations sont évidemment difficiles à recueillir. Il faut, pour leur donner une valeur réelle, l'entente parfaite du médecin qui ordonne les eaux et du médecin qui les administre, et il faudrait surtout à la médecine thermale, comme à toutes les sciences qui veulent se constituer, une organisation fortement restrictive.

Malheureusement, et le nouveau règlement qui la régit en est la trop grande preuve, elle n'a pas été jusqu'ici suffisamment prise au sérieux. Sur ce point, les rédacteurs de l'article 15 ont parfaitement compris et formulé le sentiment du public, et l'avis est à peu près unanime.

Sous prétexte que les eaux minérales sont un médicament indiqué d'avance dans certaines maladies, à la portée de tout le monde d'ailleurs, et facile à prendre et à supporter, on se persuade aisément qu'il n'y a ni grande peine ni grand mérite à les prescrire et à les appliquer. Quoi de plus facile, en apparence, que de se baigner et de boire? Et pourvu qu'on boive et qu'on se baigne, qu'importent, au résultat, la méthode et la direction? Et qu'importe le médecin, pourvu que le traitement dure vingt et un jours?

Et même, quelques-uns de nos confrères qui pratiquent loin de nos sources, ne sont pas éloignés de professer une opinion semblable. — « Allez, disent-ils aux malades, et prenez les eaux. » Et ils semblent ne pas accorder plus d'importance, pour la fin et le succès de la cure, aux différentes manières de les administrer. Comme si, dans les conditions premières de la science, la différence était grande, nous l'avons dit, entre les maladies aiguës et les maladies chroniques, entre la thérapeutique générale et la thérapeutique spéciale des eaux.

Nous reprenons la question, pour mieux l'établir et l'expliquer.

En médecine, ce qu'il y a de plus difficile à apprendre et ce qu'on met le plus de temps à connaître, c'est la science de diriger un malade et d'administrer à propos un agent de guérison. Il n'y a pas un médecin sérieux qui n'ait appris, par une expérience souvent fâcheuse, et qui n'ait sans cesse à la pensée l'étendue de cette vérité. Dans la pratique ordinaire, tous les malades s'inclinent devant elle, et, certes, les plus incrédules, lorsqu'une fièvre met leurs jours en danger, se hâtent de recourir à l'homme de l'art, et, confiants dans ses lumières et dans son habileté, écoutent ses avis et exécutent religieusement ses prescriptions !

A Dieu ne plaise que je m'arrête à plaisir sur ce fait ! mais je déclare qu'il n'y a rien de plus consolant pour le médecin, que cette confiance de son malade. En elle il trouve la consécration légitime de son caractère et de sa mission ; avec elle il est plus grand et plus fort.

Les choses se passent ainsi loin de nos sources et dans l'exercice de la médecine générale. A Vichy, c'est tout différent. Il n'y a pas de pires sceptiques que certains d'entre les buveurs d'eau, dédaigneux, frondeurs, contempteurs de la science, de la raison et des faits..... Je ne les épargne pas plus qu'ils ne nous épargnent. On dirait qu'il y a de leur part un parti pris d'hostilité, et comme une gageure de ravaler l'assistance médicale et de nier l'utilité de son intervention.

On a voulu donner à cet état de choses une raison vénale et intéressée. On a invoqué des questions d'argent, d'imposition, de rémunération exagérée ; choses vraies peut-être par circonstance, mais tellement honteuses, que nous rougirions de nous y arrêter et de les mentionner autrement qu'avec dédain. — Quand on a l'honneur de se dévouer au soulagement de ceux qui souffrent, on se doit à soi-même de rester digne et de regarder d'un peu haut les misères humaines.

Le scepticisme des buveurs d'eau a d'autres causes plus intéressantes et plus sérieuses. Les maladies chroniques, les seules que nous ayons à traiter dans nos thermes, lentes à se développer, lentes à disparaître, deviennent trop souvent l'écueil des efforts de la science et de la patience des malades. Le plus ordinairement, lorsqu'un malade arrive tenter la cure thermale, il a épuisé sans succès, toutes les ressources de l'art. Souffrant déjà depuis longtemps, aigri par ses souffrances, il n'a plus qu'une foi restreinte, sinon morte, dans la médecine. On peut déplorer ce découragement, mais il faut l'admettre en quelque sorte, comme légitime. La nature humaine n'est pas doublée à toute épreuve de raison et de stoïcisme, et il n'est pas vrai qu'on s'habitue à la douleur. Il est bien plus vrai que lorsqu'on souffre on devient injuste, et qu'on éprouve une espèce de soulagement à trouver quelqu'un à qui s'en prendre. A tort et sans raison, c'est le médecin qui reçoit les coups, c'est lui que trop souvent on rend responsable des iniquités de l'organisation.

Cependant les malades croient encore aux eaux ; mais quand on leur a dit qu'on peut les prendre en bains et en boissons, ils ne pensent pas qu'il faille en savoir davantage. Joignons à cela qu'ils les considèrent comme anodines et absolument inoffensives, et nous aurons dit, croyons-nous, les raisons plus vraies, pour lesquelles ils accordent si peu de confiance à toute direction médicale, si peu d'importance à l'emploi méthodique des eaux, et pourquoi ils se dirigent eux-mêmes et boivent et se baignent avec tant de légèreté, d'abandon et d'excès.

De pareilles erreurs engendrent des conséquences qui se devinent. Ce qui suit est à l'adresse des buveurs, qui se donnent trop facilement mission de conseiller leurs compagnons de buvette. Savent-ils bien ce qu'ils font, ou faut-il leur pardonner parce qu'ils ne le savent pas ! Au moins ils caractérisent un des côtés les plus singuliers de la physionomie de nos thermes. On les voit se promener dans les allées du parc, on les entend dans les tables d'hôte, faisant profession de capacité et d'indépendance raisonnée. Ils parlent de la médecine et des eaux, comme le premier chapitre du *Médecin de soi-*

même. Autour des fontaines ils prêchent d'exemple l'intempérance. — « Puisque les eaux font du bien, » on n'en saurait trop prendre ! » — Et ils boivent à grands verres pleins et répétés, un peu par conviction, le reste par jactance. Ils entraînent ainsi les autres buveurs plus timides, mais malheureusement trop faciles à séduire. Ce n'est qu'après la cure que les comptes se règlent, et voici alors, ainsi que nous l'avons indiqué dans notre préface, comment il faut l'entendre :

Les uns sont arrêtés, dès le début, par l'application intempestive d'une médication qui réveille des accidents aigus mal apaisés. Les autres arrivent au même résultat, par l'excès et par l'absence de méthode. Toutes les années voient se produire de pareils exemples. Des malades venus aux thermes, avec l'espoir d'y trouver une guérison longtemps désirée, et placés, la plupart, dans de bonnes conditions pour l'obtenir, s'en retournent comme ils étaient venus, souffrants, tristes, découragés. D'autres, au contraire, supportent sans troubles notables, d'énormes quantités d'eau. Ils en éprouvent même quelquefois du soulagement et s'en applaudissent. Mais quelque temps après la cure, toute amélioration disparaît, et la maladie renaît avec ses symptômes primitifs. De plus, les malades se sentent souvent frappés de prostration et d'une faiblesse générale, dont ils ne devinent pas la cause et qui n'est que le résultat d'une intoxication alcaline plus ou moins avancée.

Grave question celle-là ! dont les médecins eux-mêmes ne se préoccupent pas assez ; que quelques-uns ont niée, sous le prétexte peut-être un peu naïf, qu'elle ne s'est jamais présentée à eux; mais que nos confrères éloignés des sources, au retour de leurs malades, observent assurément plus que nous et sur laquelle nous reviendrons souvent, parce qu'elle est le grand et sérieux écueil de la thérapeutique de Vichy. — A chaque chose il faut son temps ; aux maladies le temps de disparaître, à l'intoxication alcaline le temps de se manifester.

Ce ne sont là, d'ailleurs, que des accidents éloignés et des insuccès de traitement. Mais lorsque à ces insuccès, déjà si pénibles pour les malades et si contraires aux intérêts de la science, se joignent des accidents inattendus et violents, qui exaspèrent les souffrances, aggravent la maladie ou même précipitent son dénoûment ! — lorsque, parfois aussi, un malade meurt en pleine santé, si j'ose ainsi dire, dans l'espace de deux ou trois jours, par suite d'une imprudence ou d'un excès ! — Nous faisons cette remarque, que presque toujours, la mort qui frappe dans ces conditions, effet d'intolérance et coup de sidération intestinale, est brusque et rapide. — Ces cas heureusement sont plus rares ; mais pourtant on les voit, et assurément si les malades avaient moins de préjugés et de routine dans l'emploi de eaux, nous aurions moins à les déplorer.

Et voilà bien aussi pourquoi l'article 15 du nouveau règlement, qui donne à tous les abus et à toutes les erreurs qui règnent dans nos thermes, une consécration en quelque sorte officielle, nous a paru, de tous points, regrettable et pernicieux.

Résumons-nous. — Insuccès de traitement, accidents graves et éloignés, et souvent aussi accidents immédiats, redoutables et foudroyants : telle est la situation, résultat d'idées fausses et d'une mauvaise éducation médicale, qu'il nous appartient de réformer. Heureux si nous pouvions nous défendre du reproche de l'avoir faite !

Ici notre plume hésite, et nous avons besoin de nous raffermir la main. *Nostrâ culpâ* : dans notre profession c'est un devoir souvent de s'accuser soi-même et d'oser accuser les siens. Or, si les malades ont des raisons pour n'accorder au traitement thermal qu'une importance médiocre, tant mauvaises qu'elles soient, n'est-ce pas nous qui les leur avons fournies ? Et si le nouveau règlement a décrété en quelque sorte l'inutilité de nos conseils, n'est-ce pas une justice méritée qu'il leur a rendue ? Rappelons-nous un passé qui n'est pas très-éloigné, et soyons humbles.

Qui donc a inauguré, prêché à Vichy l'incroyable et funeste système de boire quand même et à outrance? Qui, a prescrit quinze et vingt verres, cinq et dix litres d'eau par jour, considérant le corps humain simplement comme un vase de chimie, et la médication thermale comme une bataille des alcalis contre les acides? Et depuis M. Petit, qui fut le grand prôneur de ces théories, combien de nos confrères l'ont imité et continuent sa déplorable pratique, abandonnant les malades à leur destin et à leur soif, et leur enjoignant, pour tout conseil, de ne s'arrêter qu'après saturation!

En écrivant ces lignes, je l'avoue, je suis prêt à douter de ce que j'avance. Rien n'est plus vrai pourtant, et c'est ainsi que la médecine est encore comprise et le plus généralement pratiquée à Vichy. Et l'on s'étonnerait que le bon sens public, témoin de pareilles excentricités, alors même qu'il se laisse séduire par elles, finisse par se moquer de leurs auteurs! Fontanarose disait des lazzi dont on riait, et débitait contre tous les maux une recette qu'on achetait beaucoup; mais lui-même était peu considéré. Voilà la morale.

Nous reviendrons peut-être sur ces questions de doctrine médicale [1] qui touchent de si près à la santé publique. Bornons-nous à présent à rappeler les paroles trop oubliées d'Alibert : « Le bon mé-

1. Voir notre *Lettre critique sur la prétendue action dissolvante et fluidifiante des eaux de Vichy*. Broch. in-8°.

» decin des eaux doit être le prêtre du temple. Il
» est là pour éclairer les malades, pour les diriger
» par une bonne méthode et pour rectifier les idées
» et les préjugés qu'ils peuvent y apporter. »

Plein de respect pour ces sages préceptes, nous poursuivons. — On n'est jamais plus mal soigné que par soi-même. Nul homme, docteur et même prince de la science, ne peut ni ne doit être son propre médecin. La plaisanterie la plus ancienne ne tient pas contre cette vérité, et Hippocrate malade, si Galien avait vécu, aurait fait appeler Galien pour se faire soigner.

D'autre part, la médication thermale, au moins celle de Vichy, n'a rien, on peut le croire, d'insignifiant ni de très-doux. Au contraire, elle est très-active, très-énergique, et il le faut certes bien, pour comprendre les modifications puissantes et heureuses qu'elles fait subir à l'organisation, lentement et profondément déprimée par la douleur. Mais l'expérience de tous les jours enseigne aussi, qu'elle est capable de faire autant de mal qu'elle peut faire de bien. « Allez à Vichy bien portant, dit un vieil adage,
» vous en reviendrez malade ; allez-y malade, et vous
» en reviendrez bien portant. » C'est-à-dire qu'il ne faut l'aborder qu'avec beaucoup de prudence et une extrême réserve.

Que viennent faire à nos thermes les touristes et les amateurs, pour lesquels l'avenir dira qu'on a rédigé

l'article 15, et auxquels on n'aurait dû laisser que la
liberté de saluer les sources, et de très-loin? Quant
aux malades, ils peuvent être bien persuadés qu'il
n'est pas indifférent de prendre les eaux en bains,
en douches ou en boisson, à doses fractionnées ou à
doses compactes. Sans cesse, dans la pratique, il se
présente des indications particulières, qui réclament
l'un ou l'autre de ces modes d'administration, et il
n'est pas toujours facile de les saisir. Le médecin le
plus expérimenté n'y arrive souvent qu'après beaucoup de tâtonnements, et certainement, en vue
d'une bonne médecine, il faut autant d'intelligence,
de savoir et de tact médical, pour prescrire un bain
ou un verre d'eau minérale, que pour ordonner tel
autre médicament très-énergique.

Ces vérités si naturelles et si simples peuvent
paraître nouvelles à Vichy, tant on est peu habitué
à les entendre; mais elles donnent au traitement
thermal sa réelle importance, et elles lui rendent
sa place, dans la médecine et la thérapeutique générales.

Toutes les fois qu'une maladie se présente, contre
laquelle les eaux de Vichy sont reconnues efficaces,
le médecin des eaux se trouve en face de nombreuses difficultés, dont les principales sont les
suivantes :

— Apprécier d'abord le degré d'opportunité
qu'il y a, à faire immédiatement usage des eaux.

— Décider sous quelle forme, isolée ou combinée, de bains et de boissons, il sera plus avantageux de les administrer.

—Déterminer les doses à prescrire, en ayant égard et à la maladie, et au tempérament, et à la susceptibilité particulière du malade.

— Surveiller enfin attentivement leurs effets, et, suivant les cas, savoir augmenter, diminuer ou suspendre à propos leur emploi.

Parmi ces indications, dont l'ensemble constitue la direction du traitement thermal, aucune n'est invariable ni soumise à des règles fixes. Les accidents pathologiques, l'âge, le sexe, l'individualité surtout, les dominent et les font varier pendant toute la durée de la cure. Tout malade a son organisation propre ; chacun a sa manière de sentir, chacun sa manière d'être malade et de souffrir : chacun veut sa manière d'être traité.

Ce n'est pas ici le moment de développer l'ensemble de nos idées, sur la médecine et la pathologie de nos thermes. Ces idées trouveront mieux leur place dans les travaux de clinique, que nous nous proposons de publier. Mais au moins nous pouvons dire, que l'étude de l'organisation individuelle, qui est de principe dans le traitement des maladies aiguës, est mieux encore une loi et la base réelle de la médecine, dans les maladies chroniques.

Sans vouloir admettre, comme on l'a dit trop absolument, que ces dernières affections soient toujours l'expression d'une prédisposition constitutionnelle, — dogme faillible et qui prend trop souvent l'effet pour la cause, — il est certain au moins que, par leur action profonde autant que prolongée, elles impriment à l'ensemble de l'économie des modalités particulières, qui déterminent les idiosyncrasies ou mettent pathologiquement en relief les dominances organiques propres à chaque individu. C'est aux eaux surtout qu'il est vrai de dire, qu'il n'y a pas de maladies, mais seulement des individus malades. Et c'est l'individu, le tempérament, la personne qu'il faut traiter, telle qu'elle est de nature, ou telle que la maladie l'a faite. C'est pour elle qu'il faut ordonner la médication. — N'est-il pas évident que la tâche du médecin reste ici entière, aussi nécessaire et aussi difficile, que dans toute autre condition thérapeutique?

Et qu'on ne dise pas que, le médicament étant le même, le traitement reste forcément le même dans tous les cas. C'est là, au contraire, dans cette condition, qu'apparaissent l'utilité et l'importance de la direction médicale, et encore la nécessité pour le médecin, de savoir manier l'agent de guérison que la nature a mis à sa portée. Et l'on peut juger, nous le répétons, combien son attention doit être minutieuse et éveillée, en se rappelant le deuxième principe posé dans notre préface, que c'est de l'administration des eaux, suivant qu'elle est intelligente ou bornée, que dépendent absolument le succès ou les revers de la cure.

Étudiez le tempérament particulier de chaque malade et appréciez, le plus nettement possible, sa susceptibilité propre ; — déterminez exactement la maladie, ses états passé et présent, les causes qui l'ont produite, les symptômes qui la caractérisent, les altérations générales qu'elle a fait subir à l'organisation ; — connaissez parfaitement le médicament que vous devez employer ; — rendez-vous compte de son action sur l'économie, immédiate ou éloignée, passagère ou profonde, énergique ou douce ; — de ses effets variés et différents suivant les cas pathologiques, suivant ses divers modes d'application, et avec tous ces éléments combinés, tâchez de trouver le rapport qui unit le remède au malade et à la maladie.

Tel est le problème complexe, et unique d'ailleurs en médecine, que présente la thérapeutique thermale.

Le mode d'administration des eaux offre deux parties à considérer, qui forment les divisions naturelles de ce chapitre : ce sont la forme et la quantité.

La forme d'administration varie suivant que le traitement thermal est *externe* ou *interne*, et comprend, dans le premier cas, les bains et les douches, et dans le second, la boisson.

La quantité s'adresse à la fois aux deux modes de traitement et doit s'entendre, autant pour la durée des bains, que pour le nombre de verres d'eau ingérés. C'est la partie la plus importante. On peut y joindre encore la durée du traitement, sur laquelle nous pouvons nous expliquer ici d'une façon très-nette et très-courte.

Elle dépend essentiellement de la maladie et du malade, et il est par conséquent impossible de la déterminer absolument.

Je ne veux pas dire tout le mal que je pense des *vingt et un jours* et des *vingt et un bains*, dont la plupart des malades se font un devoir et un précepte; je préfère en donner une explication.

Autrefois on venait aux eaux avec des idées plus sévères, et toujours dans un but sérieux. Les femmes, forcées par les besoins de leur organisation, de s'abstenir du traitement pendant quelques jours, ne pouvaient s'y livrer que dans les limites d'un cercle lunaire, qui est de vingt et un jours environ. Elles en profitaient, et de là sont venues cette habitude et cette prétendue obligation. Il est vrai de dire qu'aujourd'hui les femmes s'en sont très-judicieusement affranchies; mais les hommes y tiennent!..—Je ne crois pas qu'ils en aient le droit ni le motif.

§ II.

TRAITEMENT EXTERNE

BAINS ET DOUCHES

Les bains, à Vichy, sont un des modes d'administration des eaux les plus employés et forment la partie la plus importante du traitement externe. Ils prennent ainsi dans la médication thermale, une large place très-intéressante et très-utile, et leur action physiologique et thérapeutique mérite d'être bien étudiée.

Au point de vue hygiénique, les bains d'eau de Vichy peuvent présenter à l'observation, à peu près les mêmes effets que les bains en général. On sait l'influence salutaire à la santé, que dans les vieux temps et chez tous les peuples, on a accordé à la balnéation. — « Baignez-vous, disent les anciens livres ; le bain fait du bien au corps ; il lui donne la souplesse et l'agilité, la belle transparence et la force. Il rend à l'esprit le calme et la sérénité, il adoucit les mœurs, il fait l'homme plus humain. » — Je note cependant, sur ce dernier point, que baigneuses et baigneurs, à Vichy, emploient souvent leur temps dans le bain, à faire nager des mouches jusqu'à ce qu'elles se noient ! — effet des eaux ; passons.

CHAPITRE TROISIÈME

Considérés dans leur action physiologique et thérapeutique, les bains de Vichy agissent sur l'économie de deux manières :

Ils excitent d'abord la surface cutanée, et réveillent, en les stimulant, les fonctions de la peau.

Ils pénètrent ensuite les tissus et leur apportent des modifications, en rapport avec la nature chimique des eaux.

Stimulation et absorption, tel est donc le double mode d'action, sur lequel reposent les données de leur application, et d'où découlent leurs effets généraux et particuliers.

L'absorption des éléments minéraux que les eaux contiennent, a joué un trop grand rôle dans les idées médicales qui ont régné et qui règnent encore à Vichy. On en a fait le point de départ absolu de la guérison des maladies, la base d'une médecine spécifique, qu'il est impossible de soutenir et à laquelle d'ailleurs, il est dangereux de prétendre. Sans doute il faut rendre à l'absorption sa part légitime d'action, plus grande dans certaines maladies que dans d'autres, mais dans aucun cas, il ne faut lui attribuer uniquement l'influence curative des eaux de Vichy.

Il est très-difficile de fixer exactement la quantité des sels minéraux que le corps absorbe dans un bain de Vichy. Cette quantité varie, avec les conditions générales et particulières de l'organisme, avec l'état de la peau, plus ou moins perméable ou sèche, avec l'heure du bain. L'absorption est plus active quand le malade est à jeun que dans le milieu de la journée, après un certain temps de la cure qu'au début; mais il est toujours facile de la constater. Après une demi-heure ou une heure passée dans le bain, les urines changent de nature, et leur acidité naturelle ou morbide fait place à un degré notable d'alcalinité. La sécrétion salivaire présente souvent aussi les mêmes changements, qui indiquent positivement la pénétration intime des principes médicamenteux.

L'action stimulante des bains de Vichy est, suivant nous, bien autrement importante, et, dans la majorité des cas, bien autrement salutaire. Dès les premiers jours du traitement, elle se manifeste. La peau, atténuée et le plus ordinairement sèche et inerte dans les maladies chroniques, se réveille et reprend une énergie fonctionnelle, qu'elle avait perdue depuis longtemps. A la suite, un surcroît de vitalité envahit tout l'organisme, et le résultat, pour le malade, est de se sentir, au bout de quelques jours, soulagé et plus fort.

Ce sentiment de force et de bien-être est certainement l'effet le plus remarquable et le plus sûr des bains de Vichy. Il faut le noter, comme devant agir sur tous les malades. Pourtant les eaux de Vichy ne sont pas toniques à proprement parler, et on doit se garder de les considérer comme telles. C'est à leur vertu stimulante qu'elles doivent leur tonicité. Et ceci n'est pas une distinction puérile, parce que, si on ne surveille pas attentivement leur action et que l'excitation soit poussée trop loin, on affaiblit le malade au lieu de le fortifier, et l'effet du bain est détruit.

Beaucoup de malades, après le troisième ou le quatrième bain, éprouvent précisément un sentiment de fatigue et de faiblesse, qui ne se prolonge pas, il est vrai, mais qui indique au moins, la nécessité d'habituer lentement l'organisme à l'excitation minérale. Il suffit le plus ordinairement d'un ou de deux jours de repos, pour que cet état disparaisse, et le traitement se continue ensuite sans obstacle.

Un autre effet des bains de Vichy, non moins heureux à noter, et qui contribue assurément à augmenter la première action fortifiante qu'éprouvent les malades, c'est leur action sédative, contre les phénomènes douloureux, qui accompagnent certaines maladies; ainsi, la gravelle, les affections en général des voies urinaires, et surtout celles de l'utérus. On est souvent étonné de voir avec quelle rapidité, dans ces derniers cas, disparaissent les douleurs de reins et de siége, les tiraillements du bas-ventre et des aines.

Un grand nombre de femmes, qui arrivent à Vichy courbées, accablées, pouvant à peine se soutenir, se relèvent au bout de quelques jours, et retrouvent une liberté de mouvements, dont le sentiment leur est presque aussi doux que la guérison. Et ici ce sont les bains surtout qui agissent, et il n'est pas besoin, pour que leur efficacité soit entière et rapide, d'user des bains de piscine, c'est-à-dire de faire séjourner les malades dans l'eau pendant trois, quatre et cinq heures par jour, pratique, disons-le encore une fois, et pour n'y plus revenir, qui est souvent une témérité malheureuse pendant la cure, et presque toujours un grave danger pour l'avenir.

S'il ne s'agissait, pour obtenir les effets avantageux des bains de Vichy, que d'exposer le corps à leur influence, le traitement thermal serait chose assurément très-facile. Malheureusement il n'en est pas ainsi, et les malades ont souvent le tort de l'oublier. L'obligation, dans l'idée du plus grand nombre, est de prendre vingt et un bains d'une heure, ni plus ni moins, après quoi la cure est complète. Mais les eaux minérales, quelles que soient leur vertu, les eaux de Vichy surtout, par cela même qu'elles sont très-énergiques, nous l'avons dit, demandent avant tout, pour être salutaires, d'être administrées convenablement et à propos. Sans cette condition, leur efficacité est compromise et se retourne contre le malade. C'est ainsi que nous voyons toutes les années à Vichy les bains, qui sont à tous égards, la plus précieuse de nos ressources dans un grand nombre d'affections, déterminer de graves accidents, quelquefois même la mort sur place, chez les baigneurs qui en usent d'une façon intempestive. La perte des forces, le tremblement des membres, l'agitation, l'insomnie, la fièvre thermale, qui n'est jamais utile, jamais nécessaire, quoi qu'on en ait dit, n'ont pas d'autre cause.

Chez les goutteux les bains amènent souvent des attaques de goutte; chez les malades atteints d'engorgements du foie ou de la rate, ils rappellent ou déterminent des épanchements ascitiques ou des accès de fièvre ; et puis encore, suivant la nature des individus, ils procurent dans les diverses affections, des contractions musculaires, la turgescence de la peau et de tout le système sanguin, des céphalalgies intenses, des congestions cérébrales et des imminences apoplectiques. Il faut se tenir en garde contre ces accidents toujours sérieux, et d'autant plus tristes, qu'il est facile de les prévenir. On les voit survenir principalement dans les périodes de grande chaleur, et la saison de 1864, entre autres, en a présenté de nombreux exemples. La saison de 1865 ne lui est pas de beaucoup inférieure. Deux malades, morts subitement dans leur bain, ont mis en émoi la cité thermale. Le baron Lucas avait pour principe de fermer l'établissement thermal, quand la chaleur de l'atmosphère était trop élevée : c'était une conduite sage, et il est certain que dans ces moments l'eau minérale, en bains ou en boisson, doit être administrée avec plus de précautions et devient facilement nuisible.

Si, d'une part, les applications thérapeutiques des bains de Vichy varient, avec les indications fournies par le malade et par la maladie, d'autre part aussi, leurs effets changent, suivant leur composition, leur température et leur durée.

On ne donne que très-rarement à Vichy des bains d'eau minérale pure, et on fait bien. Malgré le décret de 1860, qui laisse le malade libre d'ordonner la composition de son bain, l'administration n'en délivre que sur une ordonnance spéciale d'un médecin. Pour ma part, je n'ai jamais eu, dans ma pratique, que l'occasion rare d'en prescrire, et je prévois difficilement les cas où ils peuvent être utiles. Mais je sais très-bien dans quels cas ils peuvent être nuisibles, et ce serait trop long de les énumérer.

La composition la plus ordinaire comprend, moitié eau minérale et moitié eau douce. Nous pourrions peut-être même ajouter, qu'elle est invariable dans les prescriptions de presque tous nos confrères à Vichy. Du reste, les malades le savent, et pas un, certes, ne se tromperait sur la formule : — « *Demi-minéral, 34° centigrades, une heure !...* » — Il est cependant vrai de dire que le bain, coupé de moitié,

CHAPITRE TROISIÈME

convient dans le plus grand nombre des cas. Aussi n'est-ce pas contre la règle que nous plaidons, mais en faveur des exceptions, qui ne nous paraissent pas assez nombreuses.

On n'accorde pas assez d'attention, croyons-nous, à ces légers états d'excitation, d'agacement, de spasme, mouvements nerveux, anxiété, sommeil agité et interrompu, que l'on met sur le compte du tempérament ou de la maladie, et qui ne sont dus qu'à l'action trop stimulante du bain. Chez les femmes, les enfants, les personnes âgées ou débilitées, ces phénomènes se présentent fréquemment, et il est très-utile de réduire au tiers, au quart même, la quantité d'eau minérale. Fréquemment aussi les bains amènent de petites éruptions cutanées, des démangeaisons mal placées et des excitations, qui deviennent très-incommodes et auxquelles on cherche à remédier par l'addition du son dans l'eau. Assurément il serait plus simple d'affaiblir préventivement leur composition. Disons à ce propos, que les bains de Vichy ont pour effet plus ordinaire, d'abattre le sens génésique.

Ces observations s'appliquent aussi bien à la température et à la durée du bain, qu'à sa composition. Sans dire qu'il est impossible de déterminer une température fixe pour tout le monde, et qu'il faut ici se laisser guider, par la susceptibilité particulière à chaque malade, celle de 34° centigrades est souvent trop élevée, et aide singulièrement à la fatigue et à la faiblesse, qu'amènent quelquefois les bains de Vichy. Elle convient sans doute aux personnes âgées, très-impressionnables ou très-affaiblies; mais dans la majorité des cas, nous avons eu à nous louer de ne pas l'atteindre, et l'action fortifiante des eaux nous a paru alors se faire mieux et plus vite sentir. — La peau, dans la plupart des maladies chroniques, possède une chaleur âcre qu'il ne faut pas craindre d'attaquer, par l'abaissement de la température du bain, à moins de contre-indications particulières, toutes les fois que l'état général le permet.

La durée règlementaire du bain de Vichy est d'une heure, et chaque malade la met à profit. Ici encore pourtant, les exceptions à faire sont nombreuses, plus nombreuses peut-être que pour la composition. A moins qu'on ne poursuive dans le bain, comme le veut l'école de M. Petit, que l'absorption des sels alcalins, on reconnaîtra aisément que le séjour répété d'une heure, dans une eau activement stimulante, doit dépasser la résistance de beaucoup de malades et amener de la fatigue, des courbatures et des désordres nerveux; sans compter la prostration des forces, qui n'apparaît que consécutivement au traitement, et que nous reprochons de toute notre conviction et par expérience, aux bains de piscine. Chez les personnes âgées, avec les tempéraments sanguins ou irritables, les constitutions chétives ou affaiblies, les bains d'une demi-heure, de vingt minutes, d'un quart d'heure, sont souvent plus utiles et même nécessaires. Il est nécessaire aussi et plus avantageux de les alterner, de ne les prescrire que tous les deux ou tous les trois jours.

D'ailleurs, toutes ces questions de composition, de température, de durée des bains se tiennent. Elles se confondent, se contrarient ou se renforcent suivant les indications à remplir. Un bain trop fortement minéralisé, voit son action atténuée, sinon détruite, par une durée moindre, comme aussi celui qui ne l'est pas assez, peut trouver un surcroît d'activité, dans la température plus basse de l'eau.

Ceci peut donner une idée des nombreuses ressources qu'offre le mode d'administration des eaux, et montre combien il est encore facile, le médicament étant le même, d'en varier les applications et d'en obtenir des effets thérapeutiques différents. L'essentiel est de bien étudier, d'une part, la nature particulière du malade et les conditions de la maladie, et de l'autre, de savoir manier habilement l'agent de guérison que l'on emploie.

Nous avons noté plus haut, que toute la thérapeutique thermale est dans le rapport qui unit ces deux termes.

DOUCHES

Les douches, on le sait, sont très-confortablement et méthodiquement organisées dans l'établissement thermal de Vichy. On les divise en douches à *percussion* et en douches *ascendantes*.

Les douches à *percussion* sont très-employées, du moins la grande majorité des malades veut en user. On s'en sert, dans le but principal de faciliter la résolution des organes engorgés, et elles agissent, par le massage direct de la partie malade et par l'excitation que le choc de l'eau détermine à la surface de la peau. Mais nous croyons qu'on se fait de grandes illusions sur leurs avantages.

M. Petit, qui rachetait l'étroitesse de ses idées systématiques, par un bon esprit d'observation, avait remarqué leur influence souvent plus nuisible qu'utile, et l'expérience prouve combien on a tort de les employer indistinctement et à tout propos. Ainsi les douches à percussion, dirigées droit sur le foie ou la rate, produisent des ébranlements organiques, accompagnés souvent de crises douloureuses et d'accès de fièvre, dont le moindre inconvénient est de faire souffrir inutilement les malades et de retarder la marche du traitement. Ce n'est que contre les engorgements anciens et indolents qu'on peut les essayer. Dans les cas d'engorgements mésentériques, elles occasionnent presque toujours des diarrhées intenses. C'est d'ailleurs toujours un mal de les diriger sur la paroi abdominale. Elles réveillent aussi, avec une grande facilité, les coliques néphrétiques dans la gravelle calculeuse ; elles sont peu utiles contre les difformités des articulations goutteuses ; et, lorsqu'on les applique sur le bas-ventre, contre les engorgements de l'utérus, elles sont toujours à redouter, toujours dangereuses.

Ces accidents, qui souvent d'ailleurs tiennent plus à l'abus qu'à l'usage prudent et méthodique des douches, indiquent assez avec quelle réserve on doit se servir d'un moyen dont l'énergie, nous le voulons bien, laisse deviner les bienfaits possibles. Contre les engorgements de la prostate, par exemple, les douches agissent lentement, mais elles nous ont souvent réussi ; souvent aussi contre les névralgies rhumatismales du col de la vessie.

En présence de l'habituelle inutilité et des inconvénients constatés des douches à *percussion*, on a imaginé, dans ces derniers temps, d'en tirer parti, en les employant, non plus directement sur la partie malade, mais sous forme révulsive. C'est une idée !
— Mais les effets qu'on leur attribue, dans cette intention, sont théoriquement empruntés aux effets des douches froides. Ils sortent absolument des conditions propres à la thérapeutique de nos thermes. De plus, la pratique ne les justifie pas, et on n'a pas en-

core prouvé qu'une douche d'eau de Vichy, longtemps et chaudement appliquée aux jambes ou aux pieds, ait amené la résolution partielle ou entière d'un engorgement du foie.

Suivant nous, du reste, on administre les douches à Vichy à une température généralement trop élevée et pendant un temps trop long : — 35° centigrades au moins, dix et quinze minutes de durée. Cette manière d'agir, utile assurément dans les cas de névralgie rhumatismale, dont nous venons de parler, produit le plus souvent une excitation générale, contre laquelle les malades ne peuvent lutter. Les natures nerveuses s'en trouvent surtout incommodées, et, pour tout le monde au reste, c'est un dur quart d'heure à passer, après lequel on sort le corps ému, tremblant et frappé d'une faiblesse, qui ne se dissipe que difficilement.

Ces inconvénients ne se présentent pas, ou se présentent avec beaucoup moins d'intensité, avec les douches froides, et ce sont celles-là, dont nous faisons le plus souvent usage. Elles ont une grande utilité pour combattre la faiblesse que procurent quelquefois les bains, et pour réveiller la débilité nerveuse. Elles sont au moins plus toniques, et, par la réaction qu'elles amènent à la surface du corps, elles secondent positivement, l'action salutaire du traitement. Ce n'est pas à dire cependant, que nous les recommandions exclusivement; mais nous croyons que les malades se trouveraient mieux d'user, davantage des douches froides, et beaucoup moins des douches chaudes.

Les douches *ascendantes* sont plus souvent indiquées et incomparablement plus utiles que les douches à percussion. On ne doit ainsi les entendre que lorsqu'elles pénètrent dans une ouverture naturelle, le rectum ou le vagin. Il faut donc les distinguer en douches *rectales* et douches *vaginales;* ces dernières, une mauvaise expression et une mauvaise chose. — Il y a des organes qui exigent des égards et méritent une délicate douceur, jusque dans les mots qui les touchent. Les *douches vaginales* emportent avec elles une idée de projection brusque et violente qui serait insupportable, et de plus, absolument funeste. Il faut rayer le terme et la chose avec lui, du vocabulaire médical. Le mot *irrigations* doit suffire; il est plus doux, plus convenable d'ailleurs, et il exprime mieux le but thérapeutique à atteindre.

Les *irrigations* dans le bain sont indiquées et souvent très-avantageuses, contre les affections de l'utérus, l'engorgement simple ou avec ulcération, le catarrhe principalement; mais il faut ne les prescrire qu'en tâtonnant et observer attentivement leurs effets. La nature des malades demande surtout ici à être bien étudiée. Il n'est pas rare de voir les irrigations exaspérer les souffrances et augmenter l'écoulement leucorrhéique. D'autres fois, sans déterminer aucune douleur, elles amènent de la fatigue dans les membres, un sentiment général de faiblesse et des inquiétudes nerveuses, qu'il faut d'autant plus surveiller, que la cause reste en quelque sorte latente et que les bienfaits du traitement s'en trouvent compromis.

Les douches *rectales* sont de toutes, les plus salutaires et rendent de grands services à la thérapeutique de Vichy. Leur action directe sur la muqueuse intestinale, qu'elles tonifient, les rend précieuses dans les maladies atoniques du gros intestin. Elles augmentent sa contractilité et activent ses sécrétions d'une manière durable.

Elles agissent utilement, par contiguité d'organes, dans les affections de la vessie, l'engorgement de la prostate, les maladies et surtout le relâchement de l'utérus, et, par continuité, dans les dyspepsies flatulentes et venteuses, dans les tympanites, l'obésité, la constipation et l'inertie en général, des fonctions abdominales. Chez les vieillards, le ralentissement fonctionnel des intestins provoque habituellement, un état de congestion vers la tête, qu'elles améliorent rapidement. Ici leur action est véritablement révulsive et très-énergique. On peut encore les employer avec succès, pour rappeler le flux mensuel ou hémorrhoïdal.

Les douches rectales ne présentent pas les mêmes inconvénients que les précédentes; néanmoins, elles veulent être administrées avec méthode et discernement, si on ne veut pas dépasser le but et déterminer, au lieu d'une excitation salutaire, une irritation trop vive, des coliques, de la diarrhée, de la fièvre et même, des évacuations sanguinolentes. Avis aux malades, qui les prennent avec trop de confiance et d'agrément.

§ III.

TRAITEMENT INTERNE

BOISSON

La première question, que fait naître l'usage en boisson des eaux de Vichy, est celle de l'action spéciale que l'on attribue à chacune des sources, contre telle affection déterminée. — Est-il vrai qu'étant donnée une maladie, la gravelle par exemple, il faille forcément la traiter par l'eau des *Célestins?* Tous les buveurs, à Vichy, le croient, le plus grand nombre de nos confrères le professent, et les petites brochures que publie la Compagnie fermière le proclament. Personnellement, nous voyons là une habitude, qui n'a rien d'absolu et de laquelle notre pratique journalière n'a pas de peine à s'écarter. Nous nous sommes, d'ailleurs, déjà prononcé sur la question, en parlant de la source de la *Grande-Grille*, et nous renvoyons le lecteur aux observations que nous lui avons consacrées.

A la suite de ces observations, nous formulons les deux axiomes suivants, qui sont les préceptes de notre pratique.

— *Aucune des sources de Vichy ne possède de propriété spécifique particulière, et elles peuvent se remplacer l'une par l'autre dans le traitement de toutes les maladies,*

— *Dans tous les cas, la source la meilleure applicable est celle que le malade supporte le mieux.*

Étant admis ce dernier principe, une autre question se présente, la plus importante, celle de la tolérance des eaux prises à la source. Tout est là, en effet, dans la tolérance bien et facilement établie ; la condition essentielle au succès du traitement, le point de départ de la guérison. Il y a des malades dont l'estomac, réfractaire à l'action d'une source, s'accommode facilement d'une autre ; il faut tâtonner et trouver celle qu'ils supportent bien. Mais il y en a d'autres, et c'est le plus grand nombre, qui ne digèrent pas l'eau, uniquement parce qu'ils la boivent en trop grande quantité, et c'est ici surtout que se montrent les conséquences regrettables de la méthode de la *saturation*. Autrement dit, la question de la tolérance des eaux se résume, en majeure partie, dans la question des doses.

Quand on ne considère dans la médication de Vichy, que l'alcalisation des humeurs et des sécrétions, et l'absorption du bicarbonate de soude, agent souverain, spécifique et unique de la guérison ! n'est-il pas évident qu'on doive facilement négliger le soin d'habituer les malades à l'action des eaux, et que boire ces dernières et les faire boire, soit le seul but à atteindre ? — Et tant plus on en boit, tant mieux ça vaut ! — C'est là, nous l'avouons, ce qui nous étonne toujours, de voir les quantités d'eau énormes, que les malades ingèrent dès leur arrivée, et aussi la confiance calme de quelques médecins à dire que la tolérance, tant bien que mal, ne manque jamais de s'établir d'elle-même. — Peut-être; mais tant bien que mal! — Aussi bien, on en est venu à accepter comme une nécessité, en les colorant du nom d'*effets des eaux*, les désordres nombreux qui, dans le sytème de la *saturation*, se manifestent le plus souvent au début du traitement. Étrange confusion, vraiment, de mots et d'idées, contre laquelle on ne saurait trop s'élever.

Sans doute, le début du traitement est quelquefois marqué par certains troubles, qu'il n'est pas possible de prévenir, mais ces cas sont rares; et parce que d'ailleurs les troubles disparaissent promptement, il n'est pas permis, pour cela, de les négliger, et surtout de les confondre avec les accidents beaucoup plus fréquents, que les buveurs doivent à leur intempérance.

Les hautes doses réveillent le plus ordinairement les symptômes d'acuité de la maladie; elles produisent des vomissements, des coliques, le ballonnement du ventre, de la diarrhée, des céphalalgies intenses et une perturbation générale de l'organisme. — *Effets des eaux*, soit; mais encore faut-il s'entendre!

Médecine perturbatrice, mauvaise médecine.

Un autre mot dont on abuse, *la crise;* autre danger. On a longtemps vécu, et on vit encore sur cette idée, que les eaux ne peuvent être salutaires, qu'à la condition de bouleverser l'économie et de raviver toutes les souffrances des malades. Rien n'est moins nécessaire ni moins justifié. Quelquefois encore, il est vrai, on voit apparaître chez les malades certains phénomènes critiques, tels que des sueurs abondantes, une crue dans les urines ou des diarrhées avec ou sans coliques, phénomènes salutaires et peu intenses, et qui, d'ailleurs, ne se montrent qu'à un moment toujours avancé de la cure, jamais au début. Et quelle erreur d'appeler *critiques* les désordres fonctionnels si différents dont nous parlons, et qui, loin de laisser au malade du soulagement et du bien-être, ne lui apportent que la fatigue, le réveil des douleurs, la perte des forces, l'épuisement et l'insuccès, à peu près assuré, du traitement.

Il nous paraît utile de bien noter ces résultats divers et ces fautes d'observation, parce que les malades sont par eux amenés à rejeter sur les eaux leurs pénibles mécomptes. La médication de Vichy offre parfois de tristes retours, nous ne le nions pas ; mais les eaux n'y sont pour rien.

Effets des eaux, non ; — *abus des eaux*, oui.

Et cela n'arriverait certainement pas, si les petites doses, qui sont une condition indispensable du succès pendant toute la durée de la cure, étaient administrées avec plus de rigueur encore au début, des demi-verres, des quarts de verre et souvent même des cuillerées à bouche.

Tels sont les principes de l'administration des eaux de Vichy, bues à la source, hors desquels il n'y a pas, croyons-nous, d'effets réellement salutaires à attendre. Nous avons, en traitant successivement des diverses sources, indiqué les effets physiologiques, et, sauf réserve de la spécialité, les indications thérapeutiques propres à chacune d'elles, nous n'y reviendrons pas. Quant aux détails d'application et aux diverses modifications, que présente leur usage, dans le cours du traitement, nous n'avons pas non plus à nous en occuper ici. C'est au médecin consultant à les déterminer ; à lui d'étudier le malade et de le diriger avec intelligence, prudence et bonheur.

CHAPITRE QUATRIÈME

EMPLOI ET EFFICACITÉ DES EAUX DE VICHY

Ceci n'est point une panacée.

La question de l'efficacité des eaux minérales dans le traitement des maladies, se présente entourée d'affirmations et de réserves qui la rendent très-difficile. Sans doute, de tous les remèdes connus il n'en est pas qui produisent des effets aussi inattendus, qui agissent d'une façon plus souveraine et plus merveilleuse que les eaux minérales naturelles, et ce n'est pas sans raison que Bordeu a pu dire, qu'une maladie chronique qui résiste à leur action est incurable. Cependant il ne faut pas se faire illusion sur leur puissance réelle, au point de les considérer comme une panacée infaillible. Il y a déjà plus de vingt ans que M. Patissier, dans un livre qui encore aujourd'hui pourrait servir de modèle, a émis pour le médecin des eaux, le précepte sensé de savoir poser des limites à l'efficacité du traitement thermal. Le digne académicien appliquait à la médication hydro-minérale la loi philosophique de toute médecine pratique. « Les eaux, dit-il, guérissent quelquefois, elles soulagent souvent, elles consolent toujours, » et il ajoute, qu'elles n'opèrent pas de miracles. Paroles de raison et de vérité, qui malheureusement n'ont pas toujours été entendues et qui méritent d'être reproduites.

Quel que soit, en effet, le traitement qu'on emploie, dans toute maladie la médecine reste la même; une lutte contre l'individualité, dans laquelle un médicament, qui a parfaitement réussi dans un cas, échoue complétement dans un autre; et si héroïque que puisse être la médication thermale, il faut savoir se garder pour elle de cet enthousiasme exagéré qui, communiqué par le médecin au malade, apporte à celui-ci des espérances toujours à craindre, quand elles ne se réalisent pas. Les malades sont déjà bien assez naturellement enclins à demander un miracle à leur compte personnel, pour qu'il soit au moins prudent de ne pas les encourager dans cette voie; et comme, d'ordinaire, ils se vengent de leur déception par un excès contraire et en niant l'efficacité des eaux, le mieux est de les maintenir avec nous dans une sage et confiante réserve.

Les eaux minérales en général, et les eaux de Vichy comme les autres, agissent lentement. L'économie, profondément atteinte par d'anciennes affections, se relève péniblement et par degrés sous leur influence. Leur action salutaire se fait désirer longtemps, mais elle se produit dans la majorité des cas.

Il faut savoir attendre et ne pas se décourager.

§ Ier.

MALADIES TRAITÉES A VICHY

Nous avons, en parlant de la source *Chomel*, essayé de limiter le cadre des maladies que l'on peut traiter aux eaux de Vichy; nous devons le rappeler, avant de dire rapidement ce que l'observation clinique nous a appris, touchant leur curabilité.

On ne doit traiter à Vichy et on n'y traite, que des maladies *chroniques* bien déterminées, et seulement les maladies qui ont leur siége organique *au-dessous* du diaphragme.

Dans celles qui affectent primitivement les organes placés *au-dessus* du diaphragme, les eaux de Vichy sont formellement contre-indiquées et dangereuses.

On a cependant écrit un livre pour dire qu'elles sont salutaires contre les affections organiques du cœur. C'est une légèreté, un paradoxe et une faute.

En 1861, nous fûmes appelé, en grande hâte, auprès d'un malade venu à Vichy, pour se guérir d'un engorgement hépatique. Il avait déjà, par ordonnance, bu pendant quatre jours à la fontaine de l'*Hôpital*, et pris trois ou quatre bains, à la suite desquels il s'était couché, en proie à une fièvre ardente. En l'examinant, nous reconnûmes une grave maladie du cœur. Le pouls battait très-distinctement le *bruit de rappel*; la face était vultueuse, les pommettes rouge-vif, l'oppression grande, la prostration extrême. Le malade portait sur la région du foie une large friction stibiée, qui certainement ne pouvait pas le guérir! — Notre pronostic fut pour la mort dans quarante-huit heures; il mourut au bout de trente-six.

Nous citons cette observation pour montrer combien il importe d'apporter un diagnostic précis, dans l'usage de la médication thermale. Si, lorsqu'il s'agit du choix de la source et du mode d'administration des eaux, l'état particulier du malade domine et doit d'abord être étudié; au contraire, quand il s'agit de leur emploi, c'est la maladie qui est à considérer, et dont il faut surtout reconnaître la cause. Dans le fait présent, l'engorgement du foie, d'ailleurs peu considérable, n'était pas la maladie même, mais une de ses conséquences; il n'était pas cause, mais effet, un effet de l'affection du cœur. Celle-ci était la maladie vraie et primordiale; elle emportait la contre-indication nette des eaux de Vichy, et c'est parce qu'on ne l'a pas exactement reconnue et appréciée que le malade est mort.

MALADIES DES VOIES DIGESTIVES.

Les eaux de Vichy ont autant de réputation que d'efficacité, dans les maladies de l'estomac et des intestins, et celles-ci sont de beaucoup les plus nombreuses à observer dans la pratique de nos thermes. On peut même dire qu'on rencontre peu de malades qui ne présentent une de ces affections, soit qu'elle ait son point de départ et son siége limité dans le tube intestinal, ou bien qu'elle soit symptomatique d'un état constitutionnel ou d'une altération organique étrangère. La chlorose, la cachexie paludéenne, les engorgements du foie, de la rate, de l'utérus, etc., déterminent presque toujours des troubles marqués dans les premières voies, des crises gastralgiques, le manque d'appétit, la lenteur et la fatigue des digestions, tous les symptômes, en un mot, qui caractérisent la *dyspepsie*.

CHAPITRE QUATRIÈME

Nous devions à cette dernière affection la première mention, et c'est à elle que se rapportent de préférence les lignes qui précèdent.

Dyspepsie. — On a défini la dyspepsie une névrose de l'estomac, définition large et facile assurément, mais aussi facile à contester qu'à émettre et dans tous les cas, disons-le en passant, scientifiquement très-difficile à expliquer. Une névrose; sans doute : mais n'est-ce que cela? Il est vrai que suivant la preuve anatomique rigoureuse, la dyspepsie ne donne lieu à aucune lésion organique appréciable; mais est-il pareillement vrai qu'elle ne donne lieu à aucune lésion physiologique? Nul n'oserait l'affirmer. Entre les organes et les fonctions, entre les solides et les liquides de l'économie, il y a une grande différence. Pour nous, au moins, médecins des eaux, cette différence est de première valeur et la médication thermale, toujours applicable et le plus souvent héroïque, contre les maladies fonctionnelles est sans utilité immédiate et deviendrait dangereuse et fatale, dans une affection organique bien déterminée.

Réunissez à l'affaiblissement organique général ou local, les divers troubles du système nerveux et les diverses lésions de fonctions et vous aurez circonscrit la limite d'action extrême de la thérapeutique thermale.

Or la dyspepsie semble précisément donnée pour

remplir ce cadre tout entier. Elle est toujours l'expression d'un affaiblissement organique; elle s'accompagne toujours de troubles nerveux — c'est une névrose, nous l'avons dit — mais elle est aussi très-souvent produite par une altération des sécrétions et des divers agents liquides, qui avec le système nerveux, concourent à l'acte de la digestion. Dès lors, elle n'est plus seulement une névrose et c'est encore, en langue médicale, une *diacrise*. Et voilà bien où la difficulté d'une définition commence : il faut choisir entre l'une ou l'autre de ces idées, si on ne veut pas les adopter toutes les deux.

La vérité est que la dyspepsie n'a pas encore trouvé sa place dans le cadre nosologique. On ne sait où la mettre, et c'est pour cela sans doute, que beaucoup de médecins ont pris le parti de la nier. Malheureusement la nier ne suffit pas pour l'empêcher d'être, ne suffit pas pour la guérir; et sans nous étendre davantage sur des idées théoriques, qui n'ont pas ici leur véritable place, nous nous bornons à accepter la dyspepsie, névrose et diacrise tout à la fois, comme la plus singulière et certainement la plus fréquente des maladies connues. Incommodité d'ailleurs, plus souvent que maladie, à laquelle les malades eux-mêmes, nous le voulons bien, n'accordent que rarement une grande importance, mais incommodité fâcheuse, pénible, souvent douloureuse, agaçante toujours et qui a son caractère réel et son type parfaitement distinct.

La dyspepsie peut naître spontanément sous l'influence d'une mauvaise hygiène ou d'un tempérament particulier, le tempérament lymphatique par exemple, avec ou sans obésité, seul ou lié à certaine forme du tempérament nerveux. Elle peut encore être essentielle par hérédité, mais elle est plus souvent symptomatique, et les diverses affections du tube digestif, la gastralgie, la gastrite chronique, l'entérite, la dysenterie finissent presque toujours par la produire. Elle accompagne la convalescence de toutes les grandes maladies, tous les états de faiblesse et de dépérissement de l'organisme. Elle leur succède encore et souvent elle leur survit. Combien de fois aussi la dyspepsie n'est-elle que l'expression, momentanée ou persistante, d'une des grandes diathèses, comme les diathèses goutteuse, rhumatismale, herpétique? États particuliers et anormaux des fonctions digestives, souvent mal appréciés, mal définis, mais qui expliquent l'action souveraine des eaux de Vichy, contre ce qu'on appelle la goutte interne, et leur efficacité incontestable, dans le plus grand nombre des maladies de la peau.

Assurément une étude approfondie de toutes les causes qui engendrent la dyspepsie essentielle et symptomatique serait ici très-utile, mais un tel travail aurait bientôt dépassé toutes les proportions de ce livre. Disons seulement que tous les états, physique et moral, du corps, qui amènent la dépression organique et l'affaiblissement du système nerveux, peuvent la produire : la maladie en première ligne, l'excès de travail ensuite, l'abus des plaisirs, les chagrins, les émotions, l'habitation malsaine, la mauvaise nourriture, les habitudes d'indolence et de paresse. Je signale encore aux hommes l'abus du tabac qui énerve; aux femmes, l'usage même des pâtisseries et des gâteaux, qui emplissent l'estomac et le fatiguent sans profit.

Dans de telles conditions, il est facile de comprendre quel vaste champ nos habitudes sociales offrent à la maladie pour se développer, et ce n'est pas sans raison que le professeur Chomel, appelant sur la dyspepsie une attention trop longtemps endormie, a pu dire qu'elle affecte au moins, le cinquième de la population. Et les plus avisés ne lui échappent pas toujours!...

Brillat-Savarin, ce maître gourmand, le type du gastronome modèle et du parfait cuisinier, lui si prévoyant, si délicat, si recherché dans ses appétits, donnait, après dîner, un démenti à tous ses principes et s'affaissait dans une somnolence pénible : il était dyspeptique. La lourde somnolence est en effet un des signes ordinaires de la dyspepsie, mais il n'est pas le seul.

On rencontre fréquemment dans la vie une foule

CHAPITRE QUATRIÈME

de personnes ayant presque toujours l'apparence d'une bonne santé, et qui se plaignent de maux d'estomac ou de *mauvaises* digestions. Les unes sont tourmentées, après les repas, par des bâillements, des éructations, des aigreurs, avec sensation de plénitude, et quelquefois aussi de chaleur à l'épigastre ; d'autres accusent une douleur plus ou moins vive dans la même région, des lourdeurs de tête ou de la céphalalgie ; ceux-ci enfin vomissent une partie des aliments qu'ils viennent de prendre, ou se sentent pris de malaise, de fatigue, de brisement dans les membres et d'accablement général : tous symptômes qui, réunis ou isolés chez la même personne, constituent la dyspepsie, dont le caractère essentiel est, de ne se manifester que par l'ingestion des aliments.

Je marque particulièrement ce dernier trait, qui imprime à la maladie son cachet spécial et constitue sa singularité. Tant que le malade est à jeun, il se porte à merveille. Supprimez le besoin ou la nécessité de manger, et vous aurez supprimé la dyspepsie. Malheureusement, si grande que soit l'envie du remède, on est bien forcé de lui préférer l'horreur et les ennuis du mal, et le voilà qui se prononce aussitôt. Un quart d'heure, une demi-heure, une heure après le repas, on voit apparaître en plus ou moins grand nombre, avec plus ou moins d'intensité, les divers symptômes que nous venons d'indiquer. C'est dur pour une personne qui ne s'est mise à table que, *par raison !*

Ces symptômes morbides, fatigants et douloureux durent deux ou trois heures, après lesquelles le travail de la digestion étant terminé, les malades rentrent dans une situation normale. Il est facile de comprendre cependant, qu'un pareil état ne puisse se prolonger indéfiniment, sans porter atteinte à la santé générale. Aussi voit-on souvent à la suite se développer une grande faiblesse de tout l'organisme, et les malades, frappés d'atonie, perdre toute énergie et dépérir. Dépérissement physique et dépérissement moral. Le patient porte sa vie comme une croix et s'affaisse graduellement. La nutrition est profondément atteinte, et à l'impossibilité d'un effort quelconque se joignent l'hypocondrie, les tristesses sans fin, les irritabilités nerveuses et cette incapacité de toute occupation, de tout travail intellectuel, dont les gens du monde, les hommes de lettres, et de préférence certaines natures trop délicates, offrent souvent le triste spectacle.

La dyspepsie peut être guérie par les moyens dont dispose la médecine ordinaire; elle l'est mieux encore et plus facilement par les moyens hygiéniques, mais elle ne l'est jamais plus sûrement et plus vite que par l'emploi des eaux de Vichy. Quelles que soient les causes qui lui ont donné naissance, et ces causes sont très-diverses, nous l'avons vu, on peut toujours attendre du traitement thermal bien dirigé, une amélioration manifeste, et dans les cas les plus nombreux, où la maladie est symptomatique d'une des affections, qui subissent elles-mêmes l'influence salutaire des eaux, le malade a presque le droit d'espérer la guérison. Pourvu cependant qu'il la veuille... Ce consentement est plus nécessaire et plus difficile qu'il ne paraît, puisque la maladie dépend bien souvent d'une vie inactive et irrégulière, ou d'habitudes indolentes et vicieuses qu'il est indispensable de réformer, si on ne veut pas, au bout d'un certain temps, perdre le bénéfice du traitement.

Le symptôme le plus général de la dyspepsie est le manque d'appétit. Presque tous les malades se mettent à table, *par raison*, disent-ils, et beaucoup même redoutent le moment de manger. L'état d'atonie des voies digestives est aussi un caractère très-commun, nous pouvons dire général, chez les dyspeptiques. Tous digèrent lentement, et cela s'explique, la dyspepsie étant toujours l'expression d'une faiblesse organique. Mais cet état est celui contre lequel les eaux agissent avec le plus d'efficacité. Dès les premiers jours du traitement leur action se fait sentir, vive et stimulante, sur la muqueuse stomacale. L'appétit renaît, souvent par degrés, d'autres fois subitement; les digestions s'accélèrent, et en même temps les troubles qui les accompagnaient cessant de se produire, le malade est tout étonné et ravi de sentir, qu'il mange et qu'il digère comme tout le monde.

La seule chose à craindre est de développer par la médication, une excitation trop vive. On arrive facilement à ce résultat par la prescription et l'usage inconsidéré des hautes doses. Dans ce cas, on voit bientôt disparaître les premiers effets du traitement, et non-seulement la cure peut être compromise mais la maladie risque de s'aggraver. Au contraire, en surveillant attentivement les effets produits, l'amélioration se soutient et augmente; la diarrhée, qui accompagne assez fréquemment la maladie, cesse, la santé générale se raffermit, la gaieté renaît, et la cure se termine avec toutes les indications d'une guérison presque assurée.

Il ne faut pas se dissimuler pourtant que le traitement de la dyspepsie ne se présente pas toujours dans des conditions aussi avantageuses. Une foule de circonstances, relatives à l'ancienneté et au caractère particulier de la maladie, à l'état de santé générale et à l'idiosyncrasie locale du malade, entravent souvent ses heureux résultats et le rendent plus long et très-difficile à diriger. Non-seulement les eaux ne sont pas toujours salutaires, mais il est des circonstances, nous le répétons, où elles pourraient être nuisibles. C'est au médecin des eaux à se rendre un compte exact de ces difficultés; à lui d'étudier soigneusement le malade, la maladie et les complications, en ayant pour principe de ne donner, dans tous les cas, les eaux, qu'à des doses infiniment modérées, par quart de verre et demi-verre au plus.

Gastralgie. — Les eaux de Vichy ne nous paraissent pas avoir contre la *gastralgie* une action aussi efficace. Nous entendons par gastralgie, la névralgie toujours douloureuse de l'estomac, ayant précisément pour caractère essentiel, ce symptôme douleur, qui existe quelquefois à l'état permanent, et d'autres fois ne se montre que par attaques vives, exacerbantes, souvent atroces et comparables par leur intensité, à des accès de colique hépatique, lesquelles apparaissent tantôt plusieurs fois dans une même journée, tantôt à des intervalles de plusieurs mois, et dont la durée très-variable peut se prolonger sans rémission pendant plus de douze heures.

On sait combien une pareille affection est difficile à réduire et quelle résistance elle oppose aux divers moyens thérapeutiques, et c'est là une première raison pour comprendre que les eaux de Vichy n'aient sur elle qu'une influence limitée. D'autre part, l'élément purement nerveux de la maladie semble constituer tout d'abord une contre-indication à l'emploi des eaux, qui d'ordinaire réussissent peu dans les affections de cette nature. De toutes les maladies que nous avons eu à traiter à l'hôpital militaire de Vichy, la gastralgie proprement dite, est celle qui nous a donné les résultats les moins satisfaisants. Sur quinze malades, deux à peine ont retiré du traitement une amélioration manifeste, cinq ont été soulagés ; les autres n'ont éprouvé aucun effet favorable, et chez quatre d'entre eux, nous avons été obligé de renoncer à l'emploi des eaux.

Cependant, lorsque la maladie est survenue à la suite d'une affection gastro-intestinale, lorsqu'elle est liée à la dyspepsie, à une altération de la bile, à une affection de l'utérus ou à la chlorose, on peut s'attendre à une action plus salutaire; seulement elle est toujours lente à se manifester. Nos observations nous ont permis de reconnaître la vérité du fait signalé par M. Durand-Fardel, que les eaux produisent des résultats plus avantageux contre la gastralgie qui se présente sous forme d'attaques, que celle dans laquelle la douleur est continue. On peut croire qu'il existe dans ce dernier cas, un état permanent d'acuité qui ne peut s'accorder avec l'activité des eaux; et de fait, les malades voient assez fréquemment leurs douleurs s'accroître.

Il nous a semblé aussi qu'il était nécessaire à l'action favorable du traitement, que la maladie eût déjà un certain degré d'ancienneté. Les malades nous ont paru, dans ces conditions, supporter plus facilement les eaux et être moins exposés à l'exacerbation des symptômes. Il arrive encore que des affections intestinales se développent à la suite de la névralgie stomacale : les eaux alors se montrent très-utiles et aident puissamment au rétablissement des fonctions troublées.

La gastralgie se complique souvent de vomissements plus ou moins fréquents, et qui quelquefois se présentent sous la forme de véritables accès. En général, le traitement thermal agit favorablement contre ce symptôme, et réussit d'autant mieux à l'améliorer et à le faire disparaître, que les vomissements coïncident avec moins de douleur épigastrique. Mais si la douleur est vive et continue, les vomissements persistent, et souvent même les eaux contribuent à les ramener. En résumé, les eaux de Vichy, utiles dans de nombreux cas de gastralgie, sont sans action, et quelquefois contraires dans d'autres, et on ne peut se prononcer sur leur efficacité qu'avec une grande réserve.

Mais il n'en est plus de même dans les affections inflammatoires chroniques du tube digestif. Dans la *gastrite chronique*, dans l'*entérite*, la *dysenterie*, les *diarrhées* anciennes, et contre les engorgements des viscères qui les accompagnent si fréquemment, elles reprennent cette énergie d'action qui les a si justement recommandées. La condition est de ne les employer qu'après la cessation complète de la période d'acuité. Il ne faut pas attendre non plus que la maladie ait produit des désordres organiques trop considérables. Ceci étant observé, il est rare qu'elles n'amènent pas des résultats tout avantageux et même inespérés.

Il arrive souvent que leur efficacité ne se manifeste tout entière que consécutivement au traitement; mais presque toujours elle est annoncée par une amélioration présente, par le rétablissement des digestions, le retour des forces et un état général meilleur.

Les symptômes diarrhéiques sont ceux qui nous ont paru le plus fréquemment disparaître ou au moins diminuer pendant le séjour aux eaux. Lorsque surtout la diarrhée est plutôt liée à certains états de tempérament ou d'atonie constitutionnelle, qu'elle ne dépend d'une lésion intestinale, il suffit souvent de huit à dix jours de traitement pour la faire cesser. Et combien ensuite de ces pauvres malades, que nous avons vus se traîner autour de la source de l'*Hôpital*, pâles, épuisés, et dans un état de chloro-anémie profonde, se sentent peu à peu renaître, et quittent Vichy avec l'espoir, depuis longtemps perdu, d'une guérison prochaine!

Il est à remarquer que les eaux agissent surtout d'une façon merveilleuse, contre les dysenteries et les affections intestinales chroniques des pays chauds. A l'hôpital militaire, où les maladies d'Afrique se trouvent réunies en grand nombre, nous avons pu constater leur énergique efficacité et obtenir de leur emploi de magnifiques résultats.

L'Espagne, le Portugal jouissent à un même degré de ce privilége. Et ce n'est pas sur le fait seulement des affections intestinales, mais aussi bien des maladies du foie, des désordres de la bile, des engorgements de la rate, de la cachexie paludéenne et de la chloro-anémie particulière aux habitants de ces pays. De telle sorte qu'il semble que c'est plus spécialement contre l'endémicité des climats chauds, que les eaux alcalines, en tête desquelles les eaux de Vichy, ont été données par la nature et doivent être utilisées. Nous pouvons même dire, qu'il n'y a pas de degré trop avancé de la maladie qui puisse empêcher le malade de venir tenter la cure; il aura toujours pour lui l'espoir légitime, sinon de guérir, au moins d'être soulagé.

Règle générale : Dans toutes les maladies des voies digestives, les eaux, pour être salutaires, doivent être employées, pendant toute la durée du traitement, à doses très-faibles et souvent coupées.

GOUTTE.

Dans cette rapide esquisse des maladies que présente la pratique de nos thermes, nous plaçons la

Goutte immédiatement à la suite des maladies des voies digestives, pour indiquer en quelque sorte notre manière de la comprendre dans son traitement à Vichy. Dans notre pensée, le fait capital, sinon générique de la goutte, consiste dans un défaut d'équilibre de la nutrition, par lequel les facultés d'assimilation se trouvent exagérées aux dépens des facultés d'élimination. Le corps des goutteux est ainsi fait, qu'il absorbe tout et ne rend que très-peu : c'est de l'avarice constitutionnelle, et sauf le fait de produits hétérogènes, on pourrait presque bien définir la goutte, une hypertrophie du sang.

Mais par cela même, il nous paraît que ce défaut de nutrition doit commencer dans l'absorption alimentaire, et que là, de préférence, il faut porter le remède. Or, qu'il s'agisse de la mauvaise direction ou de l'affaissement des fonctions digestives, les eaux de Vichy sont indiquées, et il n'en est pas de plus efficaces pour les relever ou les régulariser.

Le fait de l'efficacité des eaux de Vichy contre la goutte a soulevé jadis des tempêtes. Il produisit entre MM. Petit et Prunelle une discussion longue, ardente et également excessive : question de vie d'un côté et question de mort de l'autre. Et ce qu'il y eut de plus singulier dans cette lutte, c'est que M. Petit, qui promettait aux goutteux une guérison certaine, les dirigeait de façon à les rendre tous plus malades et à les précipiter vers un dénouement funeste; et que Prunelle, en leur prédisant consciencieusement une catastrophe, arrivait, sans le croire, à les soulager. Ainsi nous trompe souvent l'esprit de système!...

On a eu tort de vanter les eaux de Vichy comme un spécifique assuré de la goutte. La goutte ne se guérit pas, du moins la goutte héréditaire ou ancienne, mais elle s'amende et elle se corrige. — On a eu tort aussi de les décrier comme un remède dangereux. M. le professeur Trousseau, dans ses savantes et élégantes leçons de clinique, s'est fait l'écho de cette dernière opinion : mais la parole de M. Trousseau (enfant terrible que nous sommes!...) ne pouvait peut-être pas avoir sur cette question son impartialité habituelle.

La vérité est que les eaux de Vichy, comme tous les remèdes énergiques, produisent des effets opposés suivant la manière dont on les emploie. Leur action utile ou nuisible dans la goutte, dépend absolument de leur mode d'administration. Nous prions modestement M. Trousseau de noter ce point de pratique si simple.

Nous écartons bien entendu, comme résolues, la question de diagnostic, et celle, non moins sérieuse, des indications, qui relève exclusivement, dans toutes ses conditions d'opportunité, de tempérament, d'âge, de forme et de régularité de la maladie, de l'intelligence et du savoir particulier du médecin.

Notre observation, d'accord avec celle de beaucoup de nos confrères, nous a appris que la goutte est, de toutes les maladies, celle qui exige d'être traitée à Vichy, avec le plus de modération et de prudence. Le baron Lucas redoutait pour ses malades le plus léger excès de l'eau des *Célestins*. Goutteux lui-même, il s'abstint toujours de se mettre au régime de cette source. Prunelle suivit une pratique semblable et ne donnait l'eau qu'à très-petites doses, dans certains cas de goutte ab-articulaire, qu'il appelle goutte interne, affectant particulièrement les voies digestives : ainsi les dyspepsies, les gastralgies, les attaques d'entéralgie et de coliques goutteuses. « Nul moyen, dit-il, ne prévient aussi efficacement » que les eaux de Vichy les jetées goutteuses sur les » entrailles, jetées si fréquentes chez les personnes » habituées à un régime trop succulent. » Mais dans la goutte articulaire, il niait leur efficacité et les croyait, non sans exagération, toujours plus dangereuses qu'utiles.

Au contraire, M. Petit administrait les eaux de Vichy contre la goutte articulaire, sans distinction entre l'état aigu et l'état chronique, et avec une abondance dont la moyenne peut être comprise entre 5 et 10 litres par jour ! L'ancien Inspecteur des eaux puisait son assurance et les raisons de sa large pratique, dans des idées théoriques que nous n'avons pas à examiner ici. Disons seulement, qu'ayant cru trouver la cause prochaine de la goutte dans la présence de l'acide urique dans le sang, et par suite dans les liquides de l'organisme, il donnait les eaux alcalines de Vichy comme un spécifique assuré, pour neutraliser la cause et guérir la maladie.

C'est absolument ce que pensait et écrivait Claude Fouët, il y a deux cents ans, de la goutte et de toutes les maladies : — « L'acide coagule le sang, les sé-
» rosités et la lymphe, et fait dans les corps les ob-
» structions, les opilations, retenues, suppressions,
» duretés, fixations et concrétions !... » — Malheureusement, on n'a jamais rencontré dans le sang cet acide urique, et les résultats généraux du traitement de M. Petit ne sont certainement pas de nature à faire croire qu'il y soit.

Les eaux de Vichy ne guérissent pas la goutte, nous l'avons dit ; — non plus d'ailleurs aucune des eaux minérales connues ni aucun des spécifiques vantés. Elles ont cependant sur elle une action très-salutaire, à la condition de les administrer avec réserve et discernement. Et, dans ces conditions, leur influence, du plus au moins, est également favorable contre la goutte héréditaire ou acquise, articulaire ou interne, aiguë ou chronique.

Cependant une première distinction à faire avant de les employer est entre la goutte aiguë, nous voulons plus généralement dire active, et la goutte chronique, ou goutte au repos. Plus utiles dans cette dernière forme de la maladie, elles sont contre-indiquées et dangereuses dans la première. Et encore ici il est besoin de s'entendre.

Par goutte active, nous ne voulons parler que de l'accès : car, en dehors de celui-ci, il ne nous paraît pas, à nous aussi, y avoir de différence à faire, au point de vue de l'emploi des eaux de Vichy, entre la goutte articulaire régulière aiguë et la goutte chronique proprement dite. Celle-ci, d'ailleurs, quoique pouvant naître d'emblée, succède la plupart du temps à la première. Mais dans la goutte régulière aiguë, les accès sont plus franchement inflammatoires ; ils sont plus violents et plus intenses ; en retour ils sont moins longs, et, après leur résolution, ils ne laissent pas de trace dans les articulations atteintes. Ce n'est qu'après des attaques successives, avec le temps, et lorsque l'état chronique se déclare, que les articulations restent gonflées, lourdes, œdémateuses, qu'elles se déforment et se garnissent de nodosités et de concrétions. Alors aussi les accès sont très-douloureux parfois, et même plus fréquents et plus longs, mais ils s'apaisent plus facilement et se traînent, dans une absence d'acuité inflammatoire, qui permet l'emploi des eaux de Vichy. Seulement la condition indispensable à observer dans cet usage, est la crainte plus grande d'amener avec elles, une récidive au moins inutile.

Quelle que soit l'idée qu'on se forme de la diathèse goutteuse, on s'accorde généralement à admettre que les accès de goutte doivent être toujours respectés, les considérant comme un effort critique d'élimination des produits morbides. C'est pour cela qu'on a banni de tout traitement, les médicaments trop actifs et capables de contrarier cette tendance naturelle, et que tous les remèdes qu'on préconise contre les attaques, finissent toujours par être nuisibles aux goutteux qui en font usage. Les eaux de Vichy, en raison de leur propriété très-stimulante, n'agissent pas autrement en de semblables circonstances. Parfois, il est vrai, elles ont paru soulager rapidement les malades, calmer leurs douleurs et diminuer la longueur et l'intensité de l'accès; mais il y a toujours à craindre que leur emploi ne s'accompagne de métastases dangereuses. Il n'est pas un de nos confrères à Vichy qui ne puisse citer de nombreux faits de ce genre, et quand on donne les eaux à haute dose, alors, oui, pour donner raison à M. Trousseau, on provoque le réveil des accès et l'apparition d'accidents immédiats, graves et dangereux, et on peut s'attendre presque sûrement, dans un temps plus ou moins prochain, à quelques retours funestes, le plus souvent une appoplexie séreuse qui emporte le malade.

Nous insistons sur ce danger, parce qu'il n'est pas également compris par tous les médecins et par tous les malades. Il y a encore à Vichy un grand nombre de goutteux, qui sont traités ou qui se traitent d'après la méthode de M. Petit, boivent largement et sans peur de réveiller un accès, ne craignent pas l'eau quand l'accès se déclare et arguënt, pour la plupart, qu'ils se trouvent bien de ce régime et que leur santé s'améliore. — Le malheur est que le plus grand nombre des malades présentés par M. Petit, comme ayant obtenu du traitement thermal, ainsi administré, une rémission de deux, quatre et cinq ans dans les attaques, soient morts ensuite inopinément d'une rétrocession goutteuse.....

Le moment opportun, pour employer les eaux de Vichy, est dans l'intervalle des accès et à l'époque la plus éloignée possible du dernier. Si cette époque est trop rapprochée, on doit craindre d'amener une nouvelle attaque et user de beaucoup de prudence, parce qu'il y a presque autant d'inconvénients à provoquer la nature qu'à la contrarier dans ses mouvements critiques. Les eaux de Vichy prises en abondance, les bains chez un grand nombre de goutteux, amènent fréquemment ce résultat. Dans ces cas, il faut suspendre ou tout au moins diminuer la médication, suivant la violence de l'attaque et toujours autant que la fièvre et l'inflammation des articulations ne sont pas calmées. En observant ces précautions, on obtient contre la diathèse goutteuse une action préventive et palliative très-salutaire. Ainsi la santé générale s'améliore, une grande atténuation se manifeste dans les symptômes gastriques et intestinaux, et les accès deviennent à la fois plus rares, moins longs et moins douloureux.

Contre les accidents et les lésions, que laisse après elle la goutte articulaire chronique, on peut noter les effets suivants :

L'œdème des extrémités, indolent ou douloureux, et les douleurs ou la sensibilité, sans œdème, s'améliorent ou disparaissent.

La contracture des articulations et leurs déviations, surtout si elles sont récentes, cèdent le plus souvent; les parties malades reprennent leur position et leur souplesse, et même on a pu voir des goutteux, qui en arrivant à Vichy étaient perclus, jeter joyeusement leurs béquilles avant la fin de leur saison thermale.

Les nodosités, quand elles sont petites et peu anciennes, peuvent se résorber. — Nous l'indiquons plus encore sur la foi de nos confrères, que sur notre propre expérience; — plus rarement, elles s'ouvrent et se fondent par suppuration; mais quand elles sont anciennes, elles résistent le plus ordinairement; et de même, quand les articulations sont ankylosées, quand elles se sont lentement et profondément déformées et altérées, le traitement n'agit sur elles que pour empêcher leur état de s'aggraver.

En somme, les eaux de Vichy sont favorables contre la goutte plus qu'aucune autre médication ; mais il faut éloigner, dans leur emploi, toute idée de spécificité, qui implique une idée impossible de guérison.

C'est en modifiant les conditions générales de l'organisme, qu'elles agissent sur le principe diathésique, et il est permis de croire qu'elles doivent leur efficacité, supérieure à celle des autres eaux minérales, à leur action spéciale sur les voies digestives et à la régularité qu'elles apportent dans les fonctions d'assimilation.

CHLOROSE

(Pâles couleurs. — Anémie.)

La chlorose ne pourrait pas, comme la goutte, se définir une hypertrophie du sang ; au contraire, elle en est l'expression opposée. Elle représente son appauvrissement et son défaut de plasticité et de fibrination. Mais, comme la goutte, c'est dans les voies digestives qu'il faut l'attaquer. Il faut réveiller, stimuler et tonifier les organes et les fonctions alimentaires ; et, dans ce but, les eaux de Vichy sont très-indiquées. Quelle que soit la forme de la chlorose, idiopathique ou symptomatique, légère ou profonde,

CHAPITRE QUATRIÈME

simple ou compliquée de phénomènes gastralgiques, de palpitations, d'aménorrhée, elles réussissent merveilleusement. Ceci est un fait incontestable et d'expérience journalière.

Toutes les années on voit arriver à Vichy de nombreuses jeunes filles, au teint décoloré, à la physionomie et au regard tristes, frappées de langueur sur toute leur personne et dans tous leurs mouvements, parfois respirant à peine et obligées de s'arrêter à chaque pas, pour comprimer les battements de leur cœur. Ces jeunes filles, atteintes de chlorose prononcée, un mois après ont retrouvé leur animation et leur fraîcheur; une transformation complète s'est opérée en elles : la vie circule dans tous leurs gestes, et, sur leur physionomie, la joie se mêle à l'éclat de la jeunesse et de la santé revenue.

La chlorose, quelle que soit sa forme, nous venons de le dire, et ses degrés, est toujours guérie, ou très-heureusement modifiée, par les eaux de Vichy. Nous verrons plus loin, sans qu'il soit nécessaire de nous y arrêter ici, avec quelle efficacité elles agissent dans les cas de chloro-anémie, suite d'engorgements viscéraux et de cachexie paludéenne, et toutes les fois que le sang est appauvri, par le fait d'affections longues et chroniques, qui altèrent la nutrition et portent coup à la santé générale.

Elles ne sont ni moins actives ni moins salutaires, dans la chlorose pure et idiopathique. Ici aucun organe n'est malade, mais tous souffrent, toutes les fonctions languissent; c'est un état grave et qu'on a le tort de négliger trop souvent.

Les digestions sont des premières troublées, l'appétit est nul, irrégulier, bizarre; l'estomac est sans énergie, les aliments sont mal digérés et provoquent des spasmes et des douleurs. La menstruation est toujours pervertie, diminuée, difficile, le plus souvent interrompue; il en résulte des troubles nerveux inimaginables, et il faudrait faire un volume pour décrire toutes les souffrances physiques, morales et intellectuelles que subissent les personnes atteintes. La pâle Ophélia était chlorotique... c'est pour cela peut-être, raison de patriotisme à défaut du climat, que parmi les jeunes filles dont nous parlons, on rencontre beaucoup d'Anglaises; miss touchantes, aux airs dolents et inclinés, qui portent sur leur front le triple découronnement d'un tempérament lymphatique, de la maigreur et du spleen.

Le premier effet des eaux, pour remédier à ce désordre général et constitutionnel, porte sur les voies digestives, dont elles excitent la vitalité, si grande d'ailleurs que soit leur atonie. En très-peu de jours, dans la majorité des cas, on voit l'appétit renaître, et les digestions se faire avec énergie et régularité. Le reste va de soi; les malades digérant bien, se nourrissent davantage, et, à la faveur d'une assimilation plus complète, toute l'économie ne tarde pas à se ressentir de la stimulation primitive.

C'est ainsi que, par l'action présente ou consécutive du traitement, on voit disparaître successivement tous les troubles fonctionnels, qui font cortége à la maladie. Les époques reviennent quand elles avaient cessé; elles se régularisent et reprennent un cours normal : les étouffements, les palpitations ne se font plus sentir, les forces renaissent avec l'embonpoint et l'animation du visage. Et tant il est vrai que l'action alcaline des eaux de Vichy ne constitue pas toute la médication, il n'y a peut-être pas de maladie contre laquelle elles soient plus salutaires que la chlorose...

Nous ne croyons pas cependant, malgré l'opinion de quelques-uns de nos honorables confrères, que les eaux de Vichy puissent suffire à son entière guérison. Le fer, suivant nous, est ici indispensable, parce que seul il produit l'augmentation des globules du sang, et les eaux de Vichy, nous parlons des plus ferrugineuses, n'en contiennent pas assez. Il faudrait au moins, pour obtenir un plein succès de leur usage, les continuer pendant longtemps, et on tomberait alors dans un inconvénient plus grave.

On peut admettre cependant que, dans les cas d'anémie légère, ou accidentellement amenée par une hémorrhagie abondante, le traitement thermal puisse suffire; mais quand la maladie est profonde et que l'appauvrissement du sang est porté jusqu'à la cachexie, il est nécessaire, si on ne veut pas s'exposer à une récidive, de continuer l'action salutaire des eaux, par l'usage suffisamment prolongé des préparations ferrugineuses.

MALADIES DES ORGANES URINAIRES

Nous comprenons sous ce titre, par rang d'importance, la gravelle à tous ses degrés et dans toutes ses expressions, le catarrhe vésical, l'engorgement de la prostate, les névralgies rhumatismales du col de la vessie. Les *coliques néphrétiques* se lient à un des degrés de la gravelle, dont la *pierre* peut devenir la dernière et la plus redoutable expression symptomatique.

GRAVELLE

La gravelle existe en dehors de la goutte, et c'est à ce point de vue que nous devons la considérer. Quand la gravelle est liée à la goutte, dont elle est si souvent une manifestation importante, l'influence des eaux de Vichy sur elle est incontestable. On la voit s'améliorer, comme la plupart des symptômes goutteux qui ont leur siége dans d'autres parties du corps ; souvent même elle disparaît pour un temps très-long, mais il faut s'attendre à la voir revenir, suivant les manifestations de la diathèse qui la produit. Il n'en est pas de même de la gravelle essentielle, soit qu'elle tienne à une affection de l'appareil urinaire, soit qu'elle dépende d'une disposition générale de l'organisme : les eaux de Vichy ont sur elle une action plus étendue et peuvent la guérir.

Il faut distinguer dans la maladie ses états, ou pour mieux dire ses degrés divers. Le fait d'un malade, dont les urines sont plus ou moins chargées de dépôts ou sédiments qui adhèrent au fond du vase, ne constitue pas la gravelle. Cette remarque a déjà été faite, et malgré l'apparence de naïveté qu'elle peut prendre aux yeux des médecins, elle n'en a pas moins une très-réelle importance pour le malade, qui s'y trompe souvent. Cet état est le plus souvent produit par une affection autre que la gravelle, et indépendante des reins, une maladie de la vessie ou de l'urètre, encore un état pathologique du foie, de la rate, des intestins, de l'utérus, ou même une disposition particulière de la digestion.

Pour qu'il y ait gravelle constatée, il faut que les urines contiennent du sable, c'est-à-dire de très-petites concrétions rouges, jaunes ou grisâtres, parfaitement distinctes, criant et ne se laissant point écraser sous le doigt. Souvent ces concrétions ne sont que passagères, se présentent accidentellement et disparaissent pour revenir de même, mais sans jamais augmenter de volume. État de gravelle fugitive et intermittente, que nous notons principalement, comme signe précurseur d'une diathèse urique, rhumatismale ou goutteuse.

Mais dans la gravelle véritable, ces petites concrétions grossissent peu à peu, s'agglomèrent, et le sable devient gravier; puis les graviers deviennent calculs, et ainsi se trouvent réalisés les trois degrés de la maladie, dont le symptôme prédominant et pouvant, en quelque sorte, être décrit à lui seul comme une maladie, est cette douleur lombaire atroce et souvent irrésistible, revenant par accès et s'irradiant sur tout l'abdomen, qui a reçu le nom de *colique néphrétique.*

La gravelle, dans ses deux premières formes, se présente souvent sous une apparence tellement bénigne, qu'on peut en quelque sorte la considérer comme une simple incommodité. Il n'est pas rare de voir des personnes rendre des quantités notables de sable et de graviers, dont quelques-uns même sont assez gros pour figurer des calculs, sans éprouver de gêne ni de douleurs en urinant; quelquefois seulement un sentiment de pesanteur ou quelques élancements passagers dans les lombes. Dans ces cas, les eaux de Vichy agissent presque radicalement, et il peut suffire d'un seul traitement un peu prolongé, pour débarrasser le malade de son affection. Mais le plus souvent la gravelle s'accompagne de douleurs plus ou moins vives des reins et de la vessie, qui sont continuelles ou se reproduisent à chaque émission d'urine, et quand des calculs existent, ils produisent presque toujours des coliques néphrétiques. Ici, d'ailleurs, les eaux de Vichy ne sont ni moins actives ni moins efficaces.

Leur action stimulante se porte d'abord sur les reins, dont elles excitent la sécrétion, favorisant, par cela même, l'écoulement des produits morbides. Dès les premiers jours de leur emploi, — non pas cependant avant le cinquième ou le sixième jour — les malades voient assez fréquemment leurs urines charrier avec plus d'abondance des sables et des graviers; d'autres rendent des calculs plus ou moins formés et souvent assez gros, pour ne pouvoir passer sans provoquer de vives douleurs. Nous pouvons citer le fait assez remarquable d'un de nos malades, dont les urines n'avaient jamais présenté que du sable mêlé à des mucosités boueuses, et qui, dans la cinquième journée du traitement, rendit à deux reprises une grêle de graviers et de petits calculs. Il en recueillit quarante-sept après la seconde émission! — Des faits analogues ont été souvent observés par nos confrères. C'est un véritable effet de détersion, qui semble se produire à la suite d'une vitalité organique plus grande, et dont le résultat est de rendre aux urines leur parfaite limpidité.

A cette première action des eaux, il s'en joint presque en même temps une autre, essentiellement calmante; les douleurs de reins s'apaisent, la région lombaire, ordinairement appesantie, se dégage, et presque toujours les coliques néphrétiques se trouvent sûrement enrayées. Seulement, dans ces cas plus graves de la maladie, il va sans dire que les eaux demandent à être employées plus longtemps, pour faire sentir toute leur efficacité, et que ce n'est pas après un, ni même quelquefois deux traitements, que le malade peut se flatter d'être bien guéri. Tant de causes s'opposent d'ailleurs à ce prompt rétablissement! l'ancienneté de la maladie, l'idiosyncrasie acquise ou héréditaire qui lui a donné naissance, et par-dessus tout le malade luimême, qui doit très-souvent le développement de son affection à des habitudes vicieuses, mais douces et chères, dont il ne veut pas se priver. Alors, sous l'influence du traitement, la gravelle s'amende; mais elle persiste, et, au bout d'un certain temps, elle reparaît avec ses symptômes.

Il y a beaucoup de malades de ce genre à Vichy, qui y reviennent toutes les années, sans obtenir d'autre résultat qu'un soulagement momentané, et qui ne se font pas faute d'accuser la curabilité des eaux, sans penser à se retourner un peu contre soi-même. Il est cependant facile de comprendre que ce n'est pas trop du traitement thermal et d'une hygiène sévère et patiente, pour triompher d'une maladie invétérée, et à laquelle, par un mauvais genre de vie, on a en quelque sorte donné droit de nature. Il faut renoncer à la bonne chère, aux bons vins pris en abondance, à l'alcool surtout, sous toutes ses formes, aux excitants de toutes sortes, pour en revenir à la vie sobre et sagement active, en dehors de laquelle il n'y a pas de guérison possible.

D'autres fois, la gravelle reconnaît pour cause première soit une affection de la vessie ou du col, soit encore un rétrécissement de l'urètre. Nous allons y revenir. C'est surtout dans ces cas qu'elle se complique de symptômes de dysurie et d'hématurie, qui d'ordinaire résistent plus longtemps à l'action du traitement, et il devient évident qu'on ne peut espérer la guérir, qu'autant que les affections qui la produisent auront disparu. Mais ces diverses exceptions, tirées de l'étiologie de la maladie, ne peuvent infirmer la vertu curative des eaux de Vichy, et elles restent comme le médicament le plus sûr et le plus efficace qu'on puisse lui opposer.

Nous ne faisons aucune différence entre la gravelle d'acide urique, qui est de beaucoup la plus fréquente, et les gravelles d'une autre nature, urate ou oxalate de chaux, phosphate ammoniaco-magnésien, etc.

Nous avons traité avec un succès réel et parfaitement constaté des gravelles blanches ; ce qui nous fait penser que l'action chimique des eaux, dont nous ne voulons pas nier l'importance dans la gravelle rouge, n'est cependant pas essentielle, et se trouve subordonnée aux modifications de vitalité que les eaux apportent dans les fonctions des reins. La distinction que nous admettons entre les deux, au point de vue du traitement thermal, existe dans l'administration des eaux, que nous donnons un peu moins abondantes dans la gravelle blanche. Et, d'ailleurs, celle-ci est-elle bien véritablement une gravelle ? — Nous inclinons à la considérer comme un catarrhe vésical, qui a donné lieu à une inflammation ascendante des reins.

Il s'établit souvent dans la longueur de l'appareil urinaire, nous venons de l'indiquer, depuis les reins jusqu'à l'urètre, un courant d'inflammation ascendante ou descendante, qui porte et étend la maladie d'un point à un autre. Ainsi, la gravelle engendre, de haut en bas, le catarrhe vésical ; mais un rétrécissement de l'urètre, un engorgement de la prostate, un catarrhe de vessie donnent naissance, de bas en haut, à une gravelle. C'est, d'après nous, le plus souvent ainsi que se montre la gravelle blanche : question d'étiologie, nous le répétons, qui

CHAPITRE QUATRIÈME

n'infirme pas l'influence bienfaisante des eaux, mais qu'il faut connaître cependant, parce qu'elle agit sur la direction et les résultats du traitement.

L'alcalinité des urines elle-même n'est pas une preuve de gravelle blanche essentielle, et à ce sujet je dois consigner ici une remarque très-importante, dont je dois la connaissance à M. le docteur Caudmond, un des médecins les plus autorisés de la pathologie urinaire.

Il arrive très-souvent que cette alcalinité n'est qu'apparente, et on ne connaît pas assez ce fait. Il s'est présenté d'une manière notable chez un de nos malades, venu à Vichy pour cause de gravelle blanche.

— Les urines étaient alcalines, chargées de mucosités et de petites concrétions blanchâtres, très-réelles, qui criaient sous le doigt et se réunissaient au fond du vase. Étaient-elles cause ou effet du catarrhe de vessie? — La miction était habituellement facile, mais les reins étaient le siége de douleurs presque continuelles. Celles-ci furent les premières à disparaître, sous l'influence du traitement. Les urines prirent aussi un aspect limpide et à peine nuageux, sauf l'alcalinité, — alcalinité apparente, — qui persista, bien entendu, pendant et après le traitement.

Deux mois après son retour des eaux, le malade, sur notre conseil, alla consulter M. le docteur Caudmont. A ce moment les urines étaient légèrement troubles et alcalines. Elles laissaient, de plus, voir, à travers le verre, le va-et-vient d'une masse de petits corpuscules assez semblables aux grains de poussière, qui nagent dans un rayon de soleil. — Je note ce fait, qui avait échappé à mon examen, et qui suffit à M. le docteur Caudmont, pour décider de leur acidité réelle. — « C'est le refroidissement qui les rend alcalines, me dit-il ; mais faites uriner le malade sur la teinture de tournesol, et vous jugerez par vos yeux. » — En effet, le papier bleu passa au rouge instantanément.

En résumé, nous avions affaire à un catarrhe primitif de la vessie, ayant donné lieu consécutivement à une gravelle blanche. Dans ces cas, il est bon de faire observer que les douleurs de reins et les signes de gravelle sont les premiers à disparaître et souvent sans retour. Ainsi notre malade nous revint l'année suivante, avec un catarrhe de vessie très-simple, et sans avoir plus rien éprouvé du côté des reins.

Il arrive quelquefois que les malades, après avoir perdu leurs douleurs lombaires et recouvré la limpidité des urines, sentent tout à coup ces douleurs reparaître pendant le cours du traitement. Ce retour symptomatique est ordinairement passager, et se termine par l'expulsion d'un gravier ou d'un calcul. A ce propos, nous renvoyons à ce que nous avons dit, en parlant de la source des *Célestins*, sur la prudence qu'il fallait apporter dans l'administration des eaux.

La présence d'un calcul dans les reins n'est pas toujours nécessaire pour réveiller les coliques néphrétiques, et ce réveil a lieu souvent par suite de l'abus ou de la mauvaise direction du traitement. Cependant la gravelle est, de toutes les maladies, celle qui permet le mieux d'employer les eaux à doses un peu plus élevées et pendant un temps assez long. Une saison de trente jours n'est jamais préjudiciable et est souvent nécessaire, et nous avons maintes fois prescrit avec avantage, vers le milieu du traitement, quatre et même cinq verres d'eau par jour, quantité qui dépasse de beaucoup celle de notre pratique ordinaire. De même, il est très-utile, pour mieux assurer les effets du traitement, que les malades continuent à faire chez eux, de temps en temps, usage des eaux de Vichy transportées. Effet palliatif.

CATARRHE VÉSICAL

Nous n'avons parlé jusqu'à présent de l'action des eaux de Vichy sur les calculs des reins, que pour reconnaître qu'elles favorisaient très-activement leur expulsion. Lorsque les calculs sont descendus dans la vessie, et que, soit parce que leur diamètre est plus grand que celui de l'urètre, soit pour toute autre cause, ils ne sont pas rendus au dehors, ils constituent alors une maladie nouvelle, et, comme les calculs propres à la vessie, ils engendrent la *pierre*, dont l'extraction rentre absolument dans le domaine chirurgical.

On a cependant longtemps vanté l'action chimique des eaux de Vichy, dissolvante des calculs et de la pierre, et tout le monde se souvient du grand retentissement que produisit cette assertion, et des magnifiques espérances qu'on n'hésitait pas à donner aux calculeux ! La nature alcaline des eaux, secondée par des observations précipitées, leur avait fait attribuer cette vertu. Malheureusement, l'expérience n'a pas confirmé les faits hasardés par la théorie, et il en est aujourd'hui de l'action dissolvante des eaux de Vichy, comme de celle de tant de remèdes, un moment vantés dans le même but et ensuite abandonnés, comme impuissants.

Lorsqu'un calcul, trop volumineux pour être délogé, existe dans les reins ou dans l'uretère, les urines, alcalisées par les eaux de Vichy, ne peuvent le fondre ni le désagréger, et ne l'empêchent pas de donner lieu à ces accidents redoutables, contre lesquels l'art est presque toujours impuissant; et lorsqu'une pierre s'est formée dans la vessie, la lithotritie reste, comme le seul moyen d'en débarrasser le malade.

Ce n'est pas à dire, pourtant, qu'il faille dans ces cas renoncer à l'emploi des eaux. Loin de là, elles sont utiles aux calculeux et aux pierreux, dont elles calment les souffrances, quand on les administre avec cette modération attentive, qu'exige une maladie toujours grave et toujours prête à s'exaspérer. Et certainement M. Civiale doit regretter aujourd'hui les brochures passionnées, dans lesquelles il accusait autrefois, avec plus d'ardeur que de réflexion, les eaux de Vichy d'engendrer la pierre phosphatique et calcaire et de développer, en la modifiant, la pierre urique. Arme de discussion, mais non point argument ; prétention chimiatrique excessive, aussi peu sérieuse et aussi erronée que celle qui accorde aux eaux de Vichy la vertu de dissoudre la pierre urique. Ni l'une ni l'autre.

Mais, nous le répétons, les eaux de Vichy sont très-utiles aux calculeux et aux pierreux. Elles sont surtout indiquées et elles peuvent rendre de grands services, après la lithotritie, soit pour aider à l'expulsion des fragments et prévenir la formation de nouveaux calculs, soit pour triompher du catarrhe vésical, qui est la suite ordinaire de la maladie.

Le catarrhe de la vessie est souvent idiopathique ou succède à une cystite aiguë ; il reconnaît aussi pour cause, en outre de la gravelle et de la pierre, une irritation chronique du col, un engorgement de la prostate, un rétrécissement de l'urètre ou une disposition vicieuse générale de l'organisme ; mais dans ces états divers, il est toujours très-heureusement influencé ou guéri par les eaux de Vichy. Les urines fétides, boueuses, purulentes et sanguinolentes changent progressivement de nature pendant la cure, et pour peu que celle-ci se prolonge, il n'est pas rare de les voir revenir à leur état normal. Les symptômes de dysurie sont ceux qui persistent le plus longtemps. Ils sont aussi les plus pénibles et les plus douloureux dans leur exaspération. Il faut se mettre en garde, dans l'usage des eaux, contre leur acuïté, surtout au début du traitement. Une prudence sévère et la règle des petites doses deviennent ici une nécessité, si on ne veut pas que la dysurie fasse place à l'impossibilité même d'uriner.

Quelquefois encore les urines ont repris leur limpidité et les malades restent tourmentés par de fréquents besoins d'uriner, avec gêne et douleur à l'émission. Ces cas se remarquent de préférence dans les coïncidences de névralgie rhumatismale, ou lorsque à une grande susceptibilité du col se joint une complication du côté de la prostate, ou un rétrécissement de l'urètre. Alors aussi la maladie est sujette à de fréquents retours, et après quelques jours de rémission, on peut voir les urines charrier à nouveau de la boue, du pus et des filaments de sang.

Il est inutile de dire que le catarrhe vésical, entretenu par un rétrécissement du conduit urinaire, ne peut être guéri, ni même sérieusement amélioré, qu'après une dilatation préalable de ce conduit. Mais après cette dilatation, et lorsque aucun obstacle ne s'oppose plus au libre écoulement des urines, les eaux de Vichy agissent sur lui d'une manière très-efficace et presque toujours certaine. Il ne faut pas cependant que le malade oublie que les plus petits écarts de régime peuvent suffire, pour s'opposer à son rétablissement, et que, dans cette affection plus que dans aucune autre, le traitement thermal doit être secondé par une hygiène stricte.

Le choix de la source et les doses d'administration des eaux, nous y revenons, sont très-importants à considérer, surtout dans le début du traitement. Si on se laisse entraîner par les idées admises sur la source des *Célestins*, et qu'on administre les eaux en vue de leur action chimique alcaline, on peut être assuré de voir tous les symptômes s'exaspérer et la maladie s'aggraver d'une manière fâcheuse. Un malade indocile qui, dès le second jour de son arrivée à Vichy, avait bu, malgré nos prescriptions, six verres d'eau des *Célestins*, fut pris le lendemain de douleurs aiguës et d'une hématurie abondante, qui ne céda que difficilement, à la suite de bains de siége froids prolongés. Les petites doses sont d'autant plus nécessaires que, même en gardant toutes précautions, les malades sentent fréquemment s'accroître les symptômes de strangurie et de douleurs en urinant.

La *Grande-Grille* est la source que nous employons de préférence, au début du traitement, à cause de ses qualités moins excitantes que celle des *Célestins*. Ce n'est que plus tard, et quand les signes aigus n'ont plus de chance de reparaître, que nous lui adjoignons cette dernière, en variant les doses, suivant la nature de la maladie et la susceptibilité particulière du malade; mais sans dépasser, à la fin du traitement, le maximum de trois et exceptionnellement quatre verres par jour. Cette pratique, croyons-nous, est la meilleure pour ne donner lieu à aucun accident et conduire la maladie à bonne fin. Le catarrhe de la vessie, comme la gravelle, exige que les malades fassent usage chez eux de l'eau de Vichy transportée, et notre impartialité nous fait un devoir d'insister sur ce dernier point.

Il est remarquable, en effet, que les urines pathologiquement acides ou pathologiquement alcalines, suivant la nature de la maladie, ont, dans les deux cas, une action mordicante sur la muqueuse de la vessie, et entretiennent et exaspèrent les douleurs souvent très-vives, que les malades éprouvent.

Mais si, par l'usage des eaux de Vichy, on détruit leur acidité, ou si on remplace leur alcalinité morbide par une alcalinité artificielle, elles perdent toute propriété irritante et les douleurs se calment rapidement. C'est un fait qui se présente journellement dans la pratique de M. le docteur Caudmont, et que nous-même, sur son indication, avons pu constater et vérifier bien souvent.

MALADIES DU FOIE ET DE LA RATE

(Jaunisse, coliques hépatiques, cachexie paludéenne, etc.)

Nous comprenons sous cette dénomination générale : l'hépatite chronique, la jaunisse, les coliques hépatiques, les engorgements du foie et de la rate, et la cachexie paludéenne. On voit souvent venir à Vichy des affections plus graves du premier de ces organes, des malades atteints de cirrhose ou de dégénérescence tuberculeuse ou cancéreuse, et c'est un tort. Les eaux de Vichy, impuissantes pour guérir ou pour améliorer ces maladies, leur sont nuisibles, et ne peuvent que contribuer à précipiter leur dénoûment funeste.

Notre réserve sur ce point est d'autant plus formelle que, s'il était possible d'établir, d'une façon plus précise, le diagnostic différentiel des engorgements du foie et de son hypertrophie, on verrait que, même contre cette dernière affection, les eaux sont moins efficaces qu'on ne pense. Toujours est-il que l'induration chronique prononcée de l'organe hépatique, qui est un des signes les plus distinctifs de son hypertrophie, résiste le plus ordinairement à leur emploi.

Les hypertrophies organiques, du reste, semblent constituer moins une maladie, que l'exagération d'un tempérament individuel ou d'une idiosyncrasie physiologique, et certainement, pour les réformer, il est besoin de modificateurs généraux autrement puissants et soutenus, que l'usage d'une eau minérale quelconque, pendant quelques semaines. Nous devons comprendre cependant l'influence salutaire des eaux de Vichy, chez quelques malades atteints d'hypertrophie du foie, contractée dans les pays chauds, parce qu'ici se joint, à leur action, l'action plus énergique du changement de climat, et encore faut-il que ce changement se prolonge et ne soit pas momentané.

Mais, où les eaux de Vichy sont véritablement souveraines, où elles constituent la ressource la plus précieuse dont dispose la thérapeutique, c'est contre les engorgements du foie et de la rate, survenus accidentellement ou liés à la cachexie paludéenne. Nous avons déjà parlé, à l'occasion de la source de la *Grande-Grille*, de cette vertu héroïque et des cures surprenantes qu'elle opère, et que M. Petit avait presque raison d'appeler miraculeuses. Nous avons constaté aussi les succès obtenus dans notre service à l'hôpital thermal militaire.

Cet établissement renferme une richesse clinique incomparable. L'Afrique et nos colonies y envoient un grand nombre de soldats et de marins, atteints et minés, depuis longues années, par les affections hépatiques et paludéennes, endémiques dans les pays chauds. On sait, et nous le répétons avec intention, que les eaux de Vichy agissent avec plus d'efficacité contre les maladies contractées sous ces climats. L'Afrique, les colonies, les Indes, l'Espagne sont privilégiées sous ce rapport, et, dans les cas présents, c'est merveille de voir souvent avec quelle facilité des foies gonflés, volumineux, dépassant l'ombilic et envahissant une grande partie de la cavité abdominale, se fondent en quelque sorte, après deux ou trois semaines de traitement, sous les yeux du médecin qui les observe. Non qu'ils rentrent entièrement dans leur volume normal ; mais nous avons souvent constaté 2 et 3 centimètres de diminution dans leur circonférence, avant la fin de la saison thermale.

L'effet consécutif des eaux se manifeste ensuite beaucoup plus sensible, après une période de quelques mois. Mais il ne se manifeste qu'au bout de ce temps, et il est bon, croyons-nous, que les malades se pénètrent de cette vérité. Et nous reprenons, ici, à l'adresse des nombreux malades, qui nous arrivent annuellement de l'Afrique, du Portugal ou de l'Espagne, cette observation importante : qu'il ne suffit pas toujours de faire une cure à Vichy; qu'il faut encore se soustraire le plus longtemps possible à l'influence endémo-climatérique et séjourner quelques mois en France.

En même temps les symptômes généraux s'amendent, les voies digestives reprennent leur intégrité, la teinte ictérique de la peau s'efface, tout annonce le réveil des forces et le retour de la santé. Cette action prompte et énergique des eaux se remarque surtout dans les engorgements du foie, par cause maremmatique, ou résultat d'une affection intestinale. Dans les cas où l'affection est la suite d'une hépatite, le traitement est plus lent à agir. L'organe reste ordinairement stationnaire pendant la cure ; trois ou quatre mois après, il peut présenter un peu de diminution ; mais, le plus souvent, ce n'est qu'à la suite de plusieurs traitements, qu'il a repris ses dimensions normales. Le malade, cependant, ne laisse pas de ressentir de bonne heure la bienfaisante influence des eaux. Ici, comme partout, les symptômes généraux disparaissent et la santé générale se raffermit.

Les engorgements de la rate, presque toujours

amenés par des fièvres intermittentes prolongées, opposent habituellement une résistance plus grande que ceux du foie. Sur douze malades atteints de gonflement de rate, plus ou moins anciens et volumineux, que nous avons traités à l'hôpital de Vichy, aucun ne nous a présenté, à la fin du traitement, une diminution appréciable de l'organe. Il faut généralement un temps assez long et plusieurs années de retour aux eaux, pour qu'il reprenne son volume ordinaire. Mais chez tous les malades dont nous parlons, nous avons vu s'amender les conditions générales de l'organisme et s'effacer les traces de la cachexie paludéenne. Cette manière d'agir est en quelque sorte tracée, sauf quelques cas d'engorgements légers, et il ne faut pas attendre des eaux des effets différents ni plus prompts.

C'est par les signes généraux cachectiques que la guérison commence. La peau s'anime et perd sa teinte pâle et terreuse; à la prostration, à un état voisin du marasme succèdent, après un ou deux traitements, la réparation complète de l'économie et les marques évidentes d'une santé retrouvée; le gonflement de la rate disparaît ensuite plus lentement, mais sûrement. Ainsi des rates énormes, indurées, bossuées, cèdent petit à petit, s'aplanissent, diminuent d'épaisseur et de consistance jusqu'à entière résolution.

Lorsque l'engorgement est ancien, les accès de

fièvre cessent ordinairement longtemps avant sa disparition totale ; d'autres fois, mais plus rarement, ils persistent jusqu'à ce que l'organe ait repris ses limites ; dans tous les cas, il est important de les surveiller pendant le traitement, parce que les eaux ont une grande tendance à ramener des rechutes.

Les bains surtout occasionnent ces retours fébriles, et peut-être faut-il attribuer en partie ce résultat à la nécessité où sont les baigneurs de les prendre tous les jours à la même heure. Nous croyons, avec M. Finot, que s'il était possible de rompre cette périodicité, on aurait beaucoup moins de rechutes à signaler, et c'est un conseil que nous donnons toujours à nos malades. Ces accidents fébriles sont d'ailleurs assez courts ; la suspension momentanée du traitement suffit le plus souvent pour les faire disparaître, et la quinine, au besoin, les arrête toujours. Nous devons cependant citer un cas de fièvre de Madagascar, dont les accès, réveillés par l'usage des eaux, reparaissaient dès que le malade prenait un bain, et que nous n'avons pu faire cesser, qu'en supprimant complétement ces derniers.

La cachexie paludéenne et les engorgements du foie et de la rate s'accompagnent fréquemment, dans une période avancée, d'infiltration des membres et d'épanchements ascitiques, qui ne sont pas une contre-indication au traitement thermal. Les bains seuls, dans ces cas, doivent être évités, ou du moins on ne doit les employer qu'avec prudence et quand l'anasarque est limitée. Ils peuvent en effet aggraver l'état symptomatique et devenir dangereux. Nous les avons même vus, chez un malade atteint d'engorgement de rate, qui déjà avait donné lieu à un épanchement abdominal et à l'œdème des membres, rappeler l'infiltration dans les parties primitivement envahies. Mais dans la majorité des cas, pourvu que le malade ne soit pas arrivé à la dernière période d'affaissement, ces accidents s'amendent sous l'influence des eaux administrées en boisson. Toujours, cependant, ils doivent être pris en sérieuse considération, et ils demandent d'être prudemment observés, autant parce qu'ils sont par eux-mêmes une complication grave, que parce qu'ils indiquent une période très-avancée de la maladie.

Quelques-uns de nos confrères, ayant surtout en vue les avantages qu'il peut y avoir d'appuyer sur le traitement thermal, dans quelques cas d'engorgements volumineux et profonds du foie et de la rate, donnent aux malades le conseil de revenir faire une seconde cure dans la même saison. C'est une pratique que nous n'oserions pas adopter et qui nous paraît dangereuse. Il arrive presque toujours, dans ces circonstances, que le malade, qui s'était bien trouvé de son premier séjour aux eaux, retombe à la seconde fois dans son état primitif, et voit souvent naître des accidents qui aggravent sa maladie. Il semble, et d'ailleurs il est très-rationnel de penser, qu'on ne puisse interrompre qu'à son préjudice l'action consécutive des eaux, qui s'établit toujours très-active dans ce genre d'affections.

Il faut considérer, en outre, que les engorgements profonds des organes splénique et hépatique coïncident toujours avec la décroissance des forces, et un état manifeste de détérioration et d'affaissement de l'organisme ; d'autre part, les eaux de Vichy sont stimulantes, mais elles ne sont pas toniques, comme on se plaît à le dire, et de quelque façon qu'on les considère, il n'y a rien dans les éléments chimiques qu'elles renferment, qui puisse les faire accepter comme telles. Or, par une stimulation réitérée et trop vive, au lieu de réveiller les forces, on les abat et on augmente, en fin de compte, la faiblesse générale ; comme aussi, par une administration trop prolongée des eaux, on introduit en abondance dans l'économie des principes nullement réparateurs et qui peuvent devenir cause d'une détérioration nouvelle. Et encore que les accidents d'intoxication alcaline soient peu fréquents aux eaux, on ne peut nier pourtant qu'ils ne se produisent assez souvent, à la suite d'un traitement immodéré.

Nous pourrions citer le cas, qui nous a été donné par un de nos honorables confrères, praticien sûr et éminent, M. le docteur Descieux, d'un malade atteint d'engorgement du foie et venu deux fois aux eaux dans la même année. La première saison avait produit les effets les plus favorables ; mais le malade en perdit tous les bénéfices à la seconde. Il fut pris de désordres gastriques et de graves accidents nerveux, que son médecin aux eaux attribua d'abord à un ramollissement de l'encéphale, et il quitta Vichy dans un profond état d'adynamie, qui ne laissait que très-peu d'espoir à son rétablissement. Une hygiène bien combinée et fortement réparatrice, et l'usage soutenu pendant plusieurs mois des véritables toniques, le quinquina et les amers, ont à peine suffi à le relever.

Les *jaunisses*, anciennes ou récentes, disparaissent très-promptement par l'emploi des eaux de Vichy, et pareillement les dyspepsies, les affections intestinales, et même les gastralgies qui sont amenées par une altération de la bile. Cette action des eaux sur la sécrétion biliaire, et en général sur les fonctions du foie, est une des plus remarquables. En très-peu de temps de leur usage, la bile, entravée dans sa formation et dans son écoulement, ou altérée dans quelques-uns de ses principes, éprouve des changements manifestes et reprend ses qualités normales. C'est là ce qui explique la grande efficacité du traitement thermal dans les

Coliques hépatiques et les *calculs biliaires*.

Il se passe ici un acte analogue à celui que nous

avons constaté dans la gravelle. Le foie, réveillé dans son énergie fonctionnelle, travaille activement au rejet des calculs, et la bile, modifiée dans sa consistance et rendue plus fluide, offre moins de prise à leur reproduction. — Action détersive, à laquelle il faut pareillement ajouter une action calmante. — La violence des coliques hépatiques est diminuée et le plus souvent enrayée. Ce dernier effet se produit alors même que les coliques ne sont pas déterminées par la présence des calculs. Dans tous les cas, après une saison passée aux eaux, les malades constatent au moins une longue rémission dans les attaques, de la diminution dans leur durée et leur intensité, et une facilité plus grande à rendre des calculs souvent très-volumineux.

Mais il en est des coliques hépatiques comme des coliques néphrétiques : les eaux, si on ne les administre avec précaution, ont une grande tendance à les réveiller. C'est un écueil qu'il faut toujours chercher à éviter, parce qu'il est sans utilité pour le malade. Dans aucune maladie, nous l'avons dit, il n'est plus profitable de provoquer la nature, que de la contrarier dans ses efforts, et la médication thermale ne nous paraît réellement avantageuse qu'autant qu'elle se borne à réveiller, par la stimulation mesurée de toutes les fonctions, les forces générales de l'organisme, le plaçant ainsi dans les meilleures conditions, pour que la guérison s'accomplisse. Cela est si vrai que, sauf chez quelques malades, dont la vésicule biliaire est gorgée de concrétions, les accès de coliques hépatiques, déterminées par l'abus des eaux, n'amènent pas, en général, l'expulsion de calculs. Ils n'apportent donc au malade qu'une perte de forces et des souffrances inutiles, et en même temps qu'ils contrarient les bons effets du traitement, ils retardent la guérison définitive.

Lorsque ces accidents se produisent, et nous devons ajouter qu'il n'est pas toujours possible de les prévenir, l'indication est de suspendre l'usage des eaux et de ne pas se hâter de le reprendre, dès que la crise est terminée. Notre habitude, dans ces cas, est de ne donner les eaux qu'à très-petites doses, et après avoir soumis le malade, pendant deux ou trois jours, à l'usage exclusif des bains.

Les coliques hépatiques constituent une affection très-sérieuse, très-commune à Vichy, et mériteraient d'être plus longuement étudiées. Monographie intéressante aux divers points de vue, des causes qui engendrent la maladie et influencent son pronostic, des symptômes qui la caractérisent, de son diagnostic souvent difficile à préciser, quand il ne s'appuie pas sur la présence réelle des calculs, des affections autres qui peuvent l'accompagner et de celles qui peuvent la simuler, l'hépatalgie par exemple, et les crises de gastralgie et de gastro-hépatalgie. Un grand nombre de médecins en sont encore à nier l'existence de l'hépatalgie ou des coliques hépatiques sans calculs, c'est là-dessus que nous désirons seulement nous prononcer. Les travaux de M. Beau ont, du reste, établi cette distinction d'une façon irrécusable.

Et pourquoi les nerfs du foie ne seraient-ils pas atteints aussi bien, ou aussi mal, que les nerfs des autres appareils organiques? — Pour nous, l'existence des crises hépatalgiques pures ne fait aucun doute. En acceptant, comme dénomination générale, celle des coliques hépatiques, nous croyons qu'elle n'emporte pas forcément avec elle la coexistence de calculs biliaires. En d'autres termes, nous admettons des coliques hépatiques avec calculs, et des coliques sans calculs.

L'expérience de tous les jours, à Vichy, fournit des preuves de cette vérité, et cela, en tenant compte de la difficulté qu'il y a souvent à vérifier la présence des concrétions biliaires, et plus encore, du sable qui serait leur point de départ. Beaucoup de nos confrères et beaucoup de malades, trompés d'ailleurs par une apparence de symptômes identiques, douleur spontanée, vive, atroce, vomissements de bile, teinte ictérique de la peau, n'attendent pas la constatation des calculs biliaires, pour les indiquer ou s'en croire atteints...

Erreur théorique, du reste, qui ne touche en rien

à l'action puissamment salutaire des eaux de Vichy, mais qui est très-importante quant au mode d'administration des eaux, et à la modération prudente avec laquelle il faut les ordonner. Nous avons parlé du réveil des accès douloureux, que provoque souvent l'abus des eaux; c'est dans les cas d'hépatalgie surtout qu'ils se produisent, sans amener l'évacuation de calculs qui n'existent pas, et au grand détriment des malades, dont ces crises inutiles brisent les forces. Ici encore la méthode des *petites doses* devient une loi et une garantie de succès.

Nous croyons inutile d'ajouter, en terminant, que les eaux de Vichy n'ont aucune action sur les calculs biliaires, quand ils existent, pour les dissoudre. Une pareille opinion est ici plus insoutenable encore que pour les calculs urinaires, et rien, ni l'expérience ni la raison chimique, ne peut justifier ceux qui l'ont émise et qui ont essayé témérairement de la propager.

MALADIES DE L'UTÉRUS

Depuis que M. Michelet a écrit, avec sa grande âme d'artiste, l'oraison médicale et funèbre de l'*Amour* et qu'il a défini notre époque : « Le siècle des maladies de matrice, » toutes les femmes se sont écoutées de ce côté, et chacune tenant à honneur d'être de son siècle, il en est peu qui aient résisté à la douloureuse tentation de se croire atteintes. Puissance d'une littérature sénile sur le développement des maladies ! la *Sorcière* vient d'achever l'œuvre de l'*Amour*, et alors, et depuis, ces affections se sont révélées comme par maléfice, et tout le monde de dire avec le poëte : que maintenant, en effet, elles sont d'une incroyable fréquence. — Pas plus qu'autrefois peut-être ; mais puisque aujourd'hui l'attention est fixée sur elles, c'est un bien, et l'on aura plus souvent, d'un côté, le courage de les signaler, et de l'autre, l'occasion de les guérir.

L'utérus est l'organe sous-diaphragmatique le moins directement influencé par les eaux de Vichy, et, comme pour les maladies du foie, nous faisons des réserves, relativement à leur efficacité, sur les dégénérescences et les transformations organiques qui peuvent l'atteindre. Utiles peut-être dès le début d'une affection squirrheuse, quand la santé générale peut encore être maintenue, elles sont sans action sur les progrès de la maladie, et dès que les hémorrhagies se prononcent, elles deviennent nuisibles. Utiles bien plus encore, dans les engorgements inflammatoires, résultat d'une métrite chronique et s'accompagnant d'induration profonde et étendue de l'organe, elles n'agissent cependant qu'avec une lenteur extrême pour les réduire, et elles ne les empêchent pas de dégénérer, toutes les fois qu'il y a chez la malade une prédisposition à la diathèse cancéreuse. Leur action est encore très-hypothétique contre les tumeurs fibreuses, constituant le plus ordinairement une affection locale, sans dérangement général de la santé, et cela concorde avec l'expérience reconnue, que les eaux de Vichy agissent difficilement sur l'organe utérin d'une manière immédiate et directe.

Ces réserves admises, il reste les érosions ou ulcérations idiopathiques ou liées, comme cause et comme résultats, à un engorgement ou à un catarrhe ; l'engorgement du col et le catarrhe aussi avec ou sans ulcérations, affections utérines qui, de toutes, sont incomparablement les plus nombreuses, et sur lesquelles les eaux ont une influence marquée et très-salutaire.

On sait que les érosions et les ulcérations du col utérin, dont la gravité a d'ailleurs été beaucoup exagérée, réclament de bonne heure l'intervention d'un traitement chirurgical, et que, attaquées ainsi au début, on peut facilement les faire disparaître. Mais lorsqu'elles se prolongent, et c'est le cas le plus ordinaire, elles amènent toujours des troubles et un dérangement notables, dans la santé générale. Les eaux de Vichy peuvent être employées avant ou après la cautérisation, et de préférence après qu'avant, mais jamais elles ne peuvent la remplacer. Elles n'ont pas de vertu cicatrisante, et leur action se porte moins sur les lésions que sur les symptômes qui les suivent.

La plupart des femmes qui viennent à Vichy traînent, depuis un temps plus ou moins long, une existence dolente, affaiblie, mêlée de souffrances et d'incommodités. Elles ont des pesanteurs au siége, d'autant plus fortes que l'engorgement est plus volumineux et plus ancien, des tiraillements et des douleurs dans les reins, dans les aines et les cuisses. Leur marche est lente, pénible, souvent à peine possible. Cet état de souffrance continue, s'exaspère ordinairement et peut se compliquer d'accidents hystériques à l'époque des règles, qui sont presque toujours dérangées et douloureuses. En même temps les digestions sont lentes, difficiles, mauvaises, le ventre se ballonne et se remplit de coliques venteuses. Le moral est atteint du même coup et les troubles nerveux sont indéfinissables. Dans cet état, il n'est pas rare de voir les malades conserver un certain embonpoint et une apparence de santé; mais presque toujours, si la maladie est un peu ancienne, la nutrition est altérée, la peau a pris une teinte pâle et jaune, et les femmes sont très-faibles et très-amaigries.

C'est contre cet appareil de symptômes généraux et impersonnels, osons-nous dire, à la lésion utérine, que les eaux de Vichy, convenablement administrées, exercent leur plus grande efficacité. Elles agissent d'abord sur les voies digestives, dont elles réveillent l'énergie fonctionnelle. Les digestions reprennent leur activité et se régularisent; dès lors, la nutrition étant plus complète, les forces reviennent, la physionomie se colore et l'embonpoint reparaît. Il n'est souvent besoin que de quelques semaines, pour opérer d'aussi grands changements, et beaucoup de femmes quittent Vichy dans un état de santé méconnaissable.

D'autre part les tiraillements si pénibles et les souffrances lombaires et inguinales subissent du traitement thermal cette action sédative qu'il exerce constamment contre la douleur, pourvu que celle-ci soit symptomatique et non pas essentielle à la maladie. Et ceci est une propriété bien remarquable, bien précieuse, dont nous avons déjà parlé et sur laquelle nous arrêtons l'attention.

Divinum est opus sedare dolorem! a dit Hippocrate.

Ainsi les eaux de Vichy font disparaître promptement le symptôme douleur, dans la dyspepsie, dans la gravelle, dans les hépatites et les engorgements du foie et de la rate : — elles enrayent presque sûrement les coliques néphrétiques et hépatiques; mais pourtant quelquefois elles les réveillent, parce que quelquefois aussi celles-ci ne sont pas symptomatiques d'un calcul, et paraissent constituer une affection nerveuse. — Enfin elles ne calment pas, souvent même elles exaspèrent la douleur, dans les gastralgies essentielles, et qui n'expriment, comme cause et comme principe, rien autre que la névralgie de l'estomac.

Dans la maladie qui nous occupe, elles agissent suivant ces conditions déterminées. Peu de temps après leur emploi, les femmes éprouvent un soulagement qui est déjà un bien-être, et qui, progressant toujours, ne tarde pas à amener un état très-satisfaisant. La marche devient libre, facile ou au moins possible, et tandis que la faiblesse et les pesanteurs lombaires disparaissent, on peut quelquefois constater une certaine diminution de l'engorgement du col utérin.

C'est pour atteindre ces résultats qu'on a beaucoup vanté les bains de piscine, auxquels, dans le plus grand nombre de cas, nous préférons les bains de baignoire, la position horizontale étant de toutes, en général, la meilleure dans ces maladies. Il est nécessaire aussi, pour leur entière efficacité, que les bains soient prolongés dans une certaine mesure; mais il nous semble bien difficile de soumettre sans inconvénients, à une immersion quotidienne de cinq heures, des malades qui sont déjà très-affaiblies, et bien que dans certains cas, cette méthode ait paru avantageuse, nous avons à notre connaissance une foule d'exemples, qui prouvent que ces excès sont plus souvent nuisibles qu'utiles.

Cependant, au milieu de ces changements si favorables, tandis que les forces reviennent avec l'embonpoint et que les symptômes douloureux cessent, la lésion locale n'éprouve pas de modification. Les fissures et les ulcérations, superficielles ou profondes, simples ou granulées, restent stationnaires, et l'écoulement leucorrhéique persiste avec sa même abondance et ses mêmes qualités. — Les eaux de Vichy, nous l'avons dit, n'ont pas de vertu cicatrisante. — Le traitement thermal est ici sans influence, et sans influence aussi sur les déplacements de l'utérus, qui accompagnent fréquemment la maladie. Seulement il est facile de comprendre que, par ses heureux effets de reconstitution générale, il prépare aux moyens hygiéniques et chirurgicaux une grande efficacité d'action, pour achever la guérison.

La principale difficulté, dans les maladies de l'utérus, est de faire supporter aux malades la médication thermale. Beaucoup de femmes, déjà très-impressionnables par tempérament, sont rendues encore plus susceptibles, par leur état de faiblesse et de souffrances prolongées. Les eaux alors souvent les surexcitent et leur procurent divers troubles nerveux ; aussi faut-il ne les donner qu'en tâtonnant et à doses très-faibles. Les grandes quantités d'eau que quelques médecins prescrivent, dans le but de faire fondre l'engorgement utérin, qui ne fond pas du tout, sont toujours un obstacle au succès du traitement et un danger pour les malades. C'est principalement dans ces circonstances, qu'on voit se développer et les accidents de vive surexcitation et les troubles nerveux, portés quelquefois jusqu'à l'hystérie, qui augmentent les souffrances des malades et les jettent dans le plus triste découragement.

Il est aussi un certain nombre de femmes, chez lesquelles l'hystérie existe à l'état de maladie ou d'imminence, très-susceptible de se déclarer sous l'influence des eaux. En général, ces cas nous paraissent constituer une contre-indication au traitement, et lorsque, après quelques essais tentés avec prudence, on ne parvient pas à le faire tolérer, le mieux est de l'abandonner.

Et dans tous les cas, nous ne saurions trop le répéter, combien, dans les affections de cet organe, l'administration des eaux exige de soins et d'attention ! — L'utérus, avons-nous dit ailleurs, est le thermomètre de la santé de la femme. Quand il souffre tous les organes souffrent.

Il faut chercher et tâtonner et pour le choix de la source et pour son application. Il faut étudier, apprécier, saisir les indications les moins accentuées et les plus fugitives. Il faut encore au traitement thermal joindre, en quelque sorte, un traitement moral, relever l'esprit des malades et les soutenir contre ce découragement inévitable, qui est toujours prêt à les envahir. — Le système de la femme est infini de délicatesse physique et de sensibilité morale; si on l'oublie, on ne parvient pas à les guérir.

DIABÈTE. — ALBUMINURIE

Si le diabète était, comme l'a prétendu M. Mialhe, le résultat d'une altération dans les propriétés chimiques du sang, lequel aurait perdu ses qualités physiologiquement *alcalines* et serait devenu *neutre* ou *acide*, les eaux alcalines de Vichy constitueraient certainement le meilleur remède qu'on pût lui opposer, et agiraient sur lui avec une sûreté spécifique. C'est à cette espérance, du reste, que l'on doit de voir venir à Vichy, toutes les années, un si grand nombre de diabétiques et qu'on les voit boire et s'imbiber sans raison, sans mesure et sans satiété.

Malheureusement la théorie de M. Mialhe, théorie purement chimique, assimile trop facilement les opérations de l'organisme vivant aux expériences de laboratoire, et, comme celle de M. Petit sur la goutte, elle repose sur un fait parfaitement erroné. Le sang des diabétiques n'a jamais été trouvé acide ou seulement neutre, pas plus qu'on n'a trouvé de l'acide urique dans le sang des goutteux. M. Bouchardat a prouvé, au contraire, que dans le diabète, il conserve les qualités faiblement alcalines qui le caractérisent physiologiquement, et qui d'ailleurs ne paraissent pas assez actives pour détruire, comme le veut M. Mialhe, le sucre qui se forme dans l'économie en état de santé, et empêcher ainsi la maladie de se produire.

La pauvre théorie qui meurt pour un coup de lancette!...— M. Mialhe, il est vrai, ne veut pas en convenir. Mais quelle chose singulière que cette passion, je ne dirai pas du paradoxe, mais de l'erreur, de l'erreur patente et bien démontrée, qui s'empare de certains esprits, à d'autres égards distingués, et les rend aveugles, audacieux et récalcitrants! Manie d'invention ou manie de réputation...

Quoi qu'il en soit, l'expérience de M. Bouchardat prouve que les eaux de Vichy ne sont pas le remède spécifique du diabète, et loin, certes, de pouvoir les ordonner avec assurance de guérison, il ne faut espérer de leur emploi que des effets uniquement palliatifs. Mais, d'autre part, ces effets ne laissent pas d'être très-avantageux, et l'observation clinique, sans qu'il soit besoin d'aucune théorie, nous permet d'affirmer qu'elles ont sur lui une action salutaire, qu'on demanderait en vain à aucun des remèdes

CHAPITRE QUATRIÈME 223

connus. — *Non si trova il medico, ma si trova la medicina.*

Entre autres symptômes plus ou moins variables, le diabète en présente trois d'une constance générale, et qui sont, avec l'absence de fièvre :

L'émission journalière d'une grande quantité d'urines décolorées et inodores ;

Une faim exagérée ;

Une soif ardente.

Joignons à cela la présence du sucre dans les urines, qui est le signe, sinon pathognomonique, au moins le plus caractéristique de la maladie.

Je ne veux pas faire ici la longue histoire symptomatique du diabète, et je laisse volontairement de côté tous les phénomènes qui, la maladie étant bien constatée, peuvent se manifester à la suite : phénomènes nerveux, tels que les troubles de la vision, l'abaissement du sens génital, l'insomnie ; phénomènes généraux, fatigues dans les membres, lassitude, sentiment de faiblesse profonde et radicale ; phénomènes cachectiques, tels que l'engorgement des extrémités, et les excoriations et ulcères gangréneux, dont on a voulu, à tort, faire une nouveauté et un type à part.

Le diabète est une maladie essentiellement déprimante, à laquelle il est possible de faire hardiment et longtemps obstacle, mais sous laquelle, si on n'y prend garde, l'économie s'use par l'absorption graduelle des forces, l'absence de vitalité et comme entraînée parfois, suivant le tempérament et l'idiosyncrasie, dans un état de décomposition, dont les plaies gangréneuses sont l'expression frappante. Mais tandis que les premiers symptômes constituent la maladie, ceux-ci ne sont que l'expression de ses divers degrés et ne peuvent apporter que des modifications de circonstance à l'application du traitement thermal. Ainsi lorsque, par hasard, et quelle qu'en soit la cause, il survient de la fièvre chez un diabétique, les eaux de Vichy sont nuisibles et il ne faut pas songer à les employer.

Ces points posés, voici maintenant comment nous les avons vues agir contre les principaux symptômes :

Nous avons soigné à l'hôpital de Vichy un certain nombre de diabétiques, ces malades étant soumis en même temps à l'usage modéré des eaux et à une diététique sévère : nourriture exclusivement animale, pain de gluten, double ration de vin et d'aliments. Chez tous, après huit ou dix jours de traitement, nous avons constaté une diminution souvent très-marquée du sucre dans les urines, sans que pourtant la maladie parût s'amender, ni qu'il y eût amélioration dans la santé générale. Nous faisons cette remarque, parce que la quantité de sucre ne nous paraît pas devoir être prise, comme le signe le plus certain, pour mesurer le degré d'intensité de l'affection. Nous accordons sur ce point une importance bien plus grande aux autres symptômes, la faim, la soif et l'abondance des urines. Il y a, en effet, une foule de causes, en dehors de l'état pathologique, qui peuvent faire varier la quantité du sucre, et, parmi ces causes, la principale est le régime. Aussi avons-nous l'habitude de faire toujours porter nos analyses sur les urines, rendues à un moment toujours le même de la journée, le matin à jeun.

Un exemple remarquable, que nous pouvons citer à l'appui de cette opinion, ou du peu de valeur symptomatique qu'offre la plus ou moins grande quantité du sucre rendu, est celui d'un jeune soldat venu à Vichy, dans un état de maigreur et d'affaiblissement considérables, combiné avec une faim extraordinaire et une soif ardente, et dont les urines très-abondantes présentaient une quantité relativement faible (20 grammes) de sucre. Dès les premiers jours du traitement, et sans nul doute, par l'action combinée des eaux et du régime, la proportion de glucose diminua rapidement, au point de devenir à peine appréciable aux réactifs, sans jamais pourtant cesser de l'être ; mais les autres symptômes persistèrent, et à la fin du traitement nous ne pûmes constater qu'une faible amélioration dans leur intensité et dans l'état général du malade.

Ce n'est guère que vers le quinzième ou vingtième jour de l'usage des eaux, que la faim et la soif paraissent être attaquées et se modifier sous leur influence. Nous avons là-dessus des observations assez précises, basées sur les prescriptions journalières de boissons et d'aliments faites aux malades. A ce moment, ils commencent en général à se sentir apaisés, et nous pensons que si la sécheresse de la bouche et le besoin de boire ont paru céder beaucoup plus tôt, on n'a pas tenu assez compte, dans l'appréciation, de la grande quantité d'eau minérale que consomment certains malades; moyen qui en vaut un autre pour s'humecter la gorge et étancher sa soif.

On a peine à comprendre, en effet, à quels effrayants excès se livrent parfois ces pauvres altérés et quelle énorme quantité d'eau leur est très-souvent prescrite : buvant à grands verres pleins, et le jour et la nuit ; avalant, heureusement sans pouvoir les absorber, mais par ordonnance ou permission de médecin, ce qui est triste, 30 et 40 grammes de bicarbonate de soude par jour... Sans doute, avec un pareil régime, la soif peut s'apaiser plus vite; on ne lui donne même pas le temps de venir, mais c'est déplorable et il faut oser le dire tout haut.

Vers la même époque, du quinzième au vingtième jour, en suivant un traitement modéré, l'abondance des urines diminue ; souvent alors elles ont perdu toute trace de sucre, elles se colorent légèrement et reprennent un peu d'odeur. En même temps les forces reviennent, la constitution se refait, les troubles que l'on remarque fréquemment dans la vision disparaissent ; en somme, la maladie est suspendue dans ses symptômes les plus graves, et le traitement se termine par une grande et générale amélioration.

Nous ne croyons pas qu'on puisse espérer davantage des eaux de Vichy dans le diabète, et souvent même on n'en retire pas des effets aussi satisfaisants. Ceci se voit surtout lorsque les malades ont trop tardé pour venir tenter la cure. A la suite et par le fait de l'impulsion salutaire que reçoit l'organisme, la maladie, si elle est récente et convenablement surveillée, peut ne plus revenir ; mais le plus souvent, au bout d'un temps plus ou moins long, on voit le sucre reparaître dans les urines.

Cette rémission dans les symptômes n'en est pas moins un résultat des plus heureux, d'autant qu'on peut la renouveler toutes les années par une nouvelle cure, et atténuer ainsi, presque indéfiniment, les ravages d'une maladie toujours très-grave et dont on ne peut que très-difficilement admettre la guérison radicale. Nous devons signaler pourtant, pour l'encouragement des malades, le cas authentique d'un diabétique guéri, par l'usage des eaux de Vichy, cas observé et relaté par M. le docteur

Contour. C'est, croyons-nous, le seul fait de guérison constatée de cette maladie.

Albuminurie. — Dans notre première édition, au sujet de l'*albuminurie*, nous nous exprimions en ces termes :

« Nous n'avons pas une opinion suffisamment éclairée, sur l'action des eaux de Vichy dans l'*albuminurie*. Nous les avons vues, quelquefois, contribuer efficacement à ranimer les forces générales éteintes et produire un amendement notable dans le symptôme spécial à la maladie; mais nous les avons vues, aussi, rester sans effet sur la production de l'albumine dans les urines, et d'autres fois encore, amener une extension rapide de l'anasarque. Nous croyons cependant qu'elles peuvent rendre des services, dans les cas surtout où il s'agit de remédier au trouble des fonctions digestives, et que, administrées à petites doses, on peut en attendre des effets palliatifs avantageux. »

De nouvelles observations nous permettent aujourd'hui de confirmer pleinement nos premières paroles. Les eaux de Vichy agissent dans l'albuminurie, comme sur le diabète, sauf pourtant le produit morbide caractéristique de la maladie, qu'elles ne détruisent pas avec autant de rapidité que le sucre. Au contraire, elles ne l'atteignent que difficilement, et toujours avec une lenteur qui varie, du reste, avec la cause de l'affection, laquelle est ici d'une grande importance. Mais l'état général se réveille le plus ordinairement sous l'influence des eaux, les forces reviennent et la maladie est, sinon guérie, au moins sérieusement retardée dans ses effets. La guérison elle-même ne nous paraît pas impossible ; — question de cause.

Il y a là d'ailleurs un sujet d'études très-intéressant et nous pouvons dire inexploré, sur lequel notre attention est portée depuis longtemps, et que nous nous proposons de traiter avec l'importance particulière et sérieuse qu'il mérite.

DU MODE D'ACTION DES EAUX DE VICHY

Après avoir rapidement indiqué le degré d'efficacité des eaux, dans les diverses maladies qui composent la clinique de Vichy, nous devrions peut-être expliquer, en finissant, la manière de se produire de cette efficacité ; en d'autres termes, déterminer le mode d'action des eaux. — C'est sur cette question qu'on a vu naître, depuis une vingtaine d'années, ces nombreuses théories médicales, dont le moindre inconvénient est d'être aussi aventurées qu'inutiles, et dont le tort le plus grave a été de devenir l'écueil de toute bonne pratique à Vichy.

Nous nous abstiendrons de donner dans ces imaginations.

Un bon motif est, qu'on ne réussit pas toujours à sauver sa raison et à se garder de l'absurde, quand on se livre à un pareil travail. Nous avons lu, dans les diverses pages d'un livre publié sur la matière, que les eaux de Vichy ont, sur notre organisation malade, une action *spécifique, altérante, dépurative, dissolvante, reconstituante, tonique, hyposthénisante, excitante, sédative, contro-stimulante, antiphlogistique, plastique, antiplastique ;* qu'elles *lessivent* le sang, qu'elles *ramollissent* les tissus, qu'elles les *nettoient*, qu'elles les *lavent*...

Le lecteur se dira à soi-même ce qu'il en pense ; pour nous, nous demandons à quoi toutes ces choses peuvent bien servir, sauf à effrayer nos confrères et à éloigner les malades des thermes. A moins qu'on n'ait eu pour but, en les écrivant, de poser pour la force, et de prouver que si le colosse de Rhodes vivait encore, au lieu d'un tremblement de terre, un verre d'eau de Vichy pourrait suffire pour le renverser...

Les eaux de Vichy, abstraction faite de leur composition chimique, qui ne leur donne aucune vertu spécifique, ont une triple action, bien caractérisée et à peu près constante, sur toutes les personnes qui en font usage.

Prises en bains, elles excitent la surface cutanée

et réveillent, en les stimulant, les fonctions de la peau.

A l'intérieur, elles produisent un effet pareil sur la muqueuse gastro-intestinale et sur les fonctions digestives, qui se régularisent sous leur influence.

Elles activent fortement la sécrétion urinaire, et elles favorisent la transpiration.

C'est-à-dire qu'elles agissent directement, pour accroître leur énergie, sur l'ensemble des facultés nutritives, faculté d'assimilation et faculté d'élimination, et à ce titre elles doivent être admises, comme un des plus puissants modificateurs de l'économie.

Cela suffit, croyons-nous, pour permettre de comprendre, au moins d'une manière générale, qu'elles soient très-salutaires, contre la plupart des maladies chroniques, dans lesquelles les fonctions dont nous parlons, sont presque toujours éteintes ou perverties.

CHAPITRE CINQUIÈME

EAUX DE VICHY TRANSPORTÉES. — SELS POUR BAINS ET BOISSONS

Si nous avons suffisamment expliqué la pensée de notre livre et notre manière de comprendre la médication thermale à Vichy, nous n'avons pas à dire dans quelles maladies on fait usage des eaux transportées, ni quels avantages thérapeutiques elles présentent. Nous constatons seulement qu'elles sont très-souvent prescrites et très-généralement employées. — En bonne et vraie thérapeutique, rien ne vaut les eaux bues à la source et les bains de Vichy pris sur place. Cependant, toutes les fois qu'un malade ne peut venir à Vichy tenter la cure, il est assez naturel et il peut paraître très-utile que les eaux viennent à lui. Ces cas se présentent surtout pour les malades des contrées éloignées et des pays transatlantiques. Sous les climats chauds, en Afrique, en Asie, dans l'Inde, dans le Portugal, en

Italie, en Espagne, on ne peut douter que le transport des eaux et des sels de Vichy ne soit d'une grande utilité et ne réalise un réel bienfait.

Ce mode de médication, du reste, n'est pas nouveau; il serait plus juste de dire qu'il a vieilli et qu'il fut longtemps abandonné : on sait que Louis XIV, à quinze ans, prenait à Fontainebleau les eaux de Forges. Dans nos contrées, toutes les fois qu'on a à combattre, dans l'intervalle de deux saisons, une manifestation quelconque de la diathèse urique, les eaux de Vichy transportées sont indiquées, à cause de leur grande richesse alcaline, et on doit les préférer à toutes les solutions ou combinaisons artificielles de bicarbonate de soude. La nature, sans que nous voulions discréditer nos officines ni offenser personne, est encore le premier et le plus habile maître en pharmacie. Mais, dans ces cas aussi, les eaux transportées ne guérissent pas, elles soulagent ; elles sont très-efficacement palliatives, et c'est assez pour les apprécier.

Le transport des eaux de Vichy, entre les mains de l'administration actuelle, a pris des proportions croissantes d'année en année et qui ne paraissent pas devoir s'arrêter. Il est vrai de dire que la compagnie fermière y a mis sa peine et ne néglige aucun soin pour obtenir ce résultat, aucune des garanties exigées, par le médecin qui prescrit les eaux, et par le malade qui les consomme. Nous devons à l'obligeance de M. Callou, directeur de la compagnie fermière, le tableau comparatif suivant de l'expédition des bouteilles, que nous publions à titre de document instructif.

Tableau annuel comparatif de l'expédition des bouteilles d'eau de Vichy, depuis la mise en ferme des sources de l'État.

ANNÉES.	BOUTEILLES.
1853.	380,150
1854.	487,705
1855.	547,900
1856.	658,800
1857.	709,300
1858.	766,500
1859.	968,750
1860.	1,058,450
1861.	1,228,500
1862.	1,344,000
1863.	1,544,500
1864.	1,737,500
1865.	1,920,000

Les sources de Vichy qui servent le plus au transport des bouteilles et que l'on recommande de préférence, sont les sources froides. On en donne pour raison, que leur basse température leur permet de mieux garder leur acide carbonique, et par suite, qu'elles se conservent plus longtemps sans se décomposer; deux raisons qui nous paraissent deux erreurs, deux fautes d'attention.

La première n'a pas d'importance et pourrait se remplacer par cette vérité, que nous avons déjà formulée en proposition : — que les sources froides sont toutes plus chargées en acide carbonique que les sources chaudes. — Si donc on les trouve plus gazeuzes après le transport, ce n'est pas parce qu'elles ont *mieux conservé* leur gaz, c'est parce que, en réalité, elles en contiennent davantage. — La seconde est plus sérieuse et mérite d'être discutée.

Et d'abord, lorsqu'un dépôt se forme dans une bouteille d'eau de Vichy, oui, cela indique qu'il y a eu décomposition et par conséquent évaporation du gaz acide carbonique. Le fait est constant, et nul moyen de l'interpréter autrement; soit que le gaz, en s'évaporant, ait amené la décomposition de l'eau, soit que l'eau, en se décomposant, produise l'évaporation du gaz. Mais voilà où il faut distinguer, et ce qu'il faut savoir: c'est que le dégagement du gaz acide carbonique, s'il est toujours le résultat ou l'expression du dépôt, qu'on trouve au fond des bouteilles d'eau de Vichy, n'en est cependant pas l'unique cause déterminante.

Étant données deux bouteilles, puisées à deux sources de température à peu près égale, celle des *Célestins*, par exemple, et celle d'*Hauterive*, mais dont la première contient une quantité de carbonate de fer moindre que la seconde, au bout d'un temps plus ou moins long, on pourra trouver au fond de celle-ci un résidu ferreux, tandis que l'autre restera parfaitement limpide; ce qui semble prouver que la dissolution des eaux de Vichy n'est pas absolument une affaire de température et de refroidissement, — pourquoi d'ailleurs le refroidissement d'une source chaude serait-il une cause active de l'évaporation de son gaz? — mais qu'elle tient aussi à la nature même de leur composition respective, et à la combinaison plus ou moins intime des éléments qu'elles contiennent. Ainsi les sels de fer, étant les moins solubles de tous ceux qui entrent dans leur composition, sont aussi les plus faciles à se désagréger, et les sources qui les possèdent en plus grande abondance sont les premières, malgré toute question de température, à donner un dépôt au fond de la bouteille. — Et je fais ici la remarque, au moins singulière en la question présente, que ces sources sont toutes parmi les plus froides de Vichy.

Maintenant M. Bouquet, dans ses observations chimiques sur les eaux de Vichy, a reconnu que le dégagement de l'acide carbonique se fait instantanément, à l'air libre, dans chacune des sources. C'est d'abord un premier jet, très-abondant, qui dure à peine quelques secondes, après lesquelles le dégagement s'arrête brusquement et ne se reproduit que plus tard, au fur et à mesure que les eaux se décomposent. Nous appelons l'attention sur cette proposition, dont personne n'a songé encore à tirer parti, et que d'ailleurs l'expérience vient confirmer.

La source de *Mesdames*, froide à 16° centigr., jaillit à 1,500 mètres environ de Vichy, et, de ce point, un tuyau conducteur en amène les eaux, dans la galerie des sources de l'établissement thermal. Or, si on examine l'intérieur de ce conduit, on trouve qu'il est enduit, à son départ et seulement sur une longueur de 2 à 3 mètres, d'une couche ocreuse, épaisse, indice certain de l'évaporation instantanée du gaz et de la précipitation des sels de fer. Mais au delà de 3 mètres, l'intérieur du conduit ne présente plus trace de ce dépôt et les eaux le parcourent dans toute son étendue, sans déperdition ni décomposition.

Étant ainsi prouvé ce fait de l'évaporation brusque de l'acide carbonique, et puisque les sources froides le perdent aussi facilement et aussi promptement que les chaudes, n'est-il pas évident que leur basse température ne saurait aider à la conservation de l'eau transportée ? — La vraie précaution à prendre, pour obtenir cette conservation, est de mettre l'eau *à l'abri de l'air*, de bien remplir les bouteilles et de les boucher hermétiquement[1]. — Dans ces conditions, toutes les eaux de Vichy sont bonnes pour le transport ; les sources chaudes se conservent aussi bien que les sources froides, et c'est une erreur de vouloir subordonner les indications thérapeutiques, si on en trouve, à une influence gratuite de la température des sources.

L'expérience est là, d'ailleurs, qui tranche la question en dernier ressort, et la compagnie fermière possède dans ses magasins des bouteilles d'eau, puisées depuis plusieurs années aux sources les plus chaudes de Vichy, l'*Hôpital* et la *Grande-Grille*, aussi limpides, aussi parfaitement conservées que l'eau de n'importe quelle source froide de Vichy.

*
* *

L'usage des sels naturels de Vichy pour bains n'est pas moins répandu que celui de l'eau minérale transportée. Dans notre appréciation, il présente même des applications thérapeutiques plus nombreuses. L'établissement thermal, qui expédie un chiffre si considérable de bouteilles, fournit en-

---

1. J'indique à l'administration une autre précaution excellente; si elle veut sacrifier un peu l'élégance à l'utilité, et introduire dans le transport une innovation heureuse, c'est de mettre aussi l'eau à l'*abri de la lumière*, en recouvrant les bouteilles d'un papier noir ou bleu.

CHAPITRE CINQUIÈME 239

core au dehors environ 30,000 kilogrammes de sels par an. Il y a là un fait important et qui mérite de fixer l'attention.

Les bains de Vichy ne sont pas, en effet, des bains alcalins ordinaires. Ils peuvent toujours remplacer ces derniers, dans les besoins si fréquents de la pratique générale, mais ils ne peuvent pas être remplacés par eux, alors surtout que le malade, empêché de venir aux thermes, est obligé de faire à distance une espèce de cure thermale. Dans ces cas, on comprend la stérilité d'une simple dissolution de bicarbonate de soude dans l'eau du bain, et combien il importe, au contraire, que les sels naturels de Vichy soient l'expression étendue des sources qui les fournissent et dont ils doivent réunir, le plus possible, les éléments minéralisateurs, et combien, dans ce but, leur préparation doit être minutieuse et rigoureusement surveillée.

Il y a deux manières de préparer les sels naturels de Vichy, une qui ne vaut rien, et l'autre qui est excellente.

La première consiste à rapprocher l'eau minérale jusqu'à 24° de l'aréomètre, et à la conduire ensuite dans les cristallisoirs, où on la laisse reposer. Les sels se déposent alors en cristaux prismatiques anguleux, dont le défaut capital est de ne contenir que du carbonate de soude et peu, ou pas du tout, des autres sels renfermés dans les eaux. Il faut se mettre en garde contre ces produits à facettes brillantes. On les expose derrière les vitrines des magasins. Ils sont séduisants et jolis; mais, nous le répétons, c'est du simple carbonate de soude. — On s'en sert pour préparer l'eau de Vichy artificielle, à laquelle l'eau de Vichy naturelle doit toujours être préférée.

La seconde manière de préparation est celle que l'établissement thermal met en pratique dans ses laboratoires, pour obtenir les sels dits pour *bains*. Ici l'extraction se fait par *cristallisation confuse*. Le mot peint merveilleusement la chose et exprime la réunion complète des principes minéralisateurs des eaux. — On rapproche les eaux minérales jusqu'à 34° de l'aréomètre, on ralentit le feu, et la cristallisation saline s'opère ensuite naturellement, dans le fond même du bain d'évaporation. Il est facile de juger que tous les sels, contenus dans les eaux ainsi évaporées, se trouvent dès lors compris dans le résidu, et si les cristaux obtenus sont moins brillants que ceux du pur carbonate de soude du commerce, ils ont l'avantage précieux d'être l'expression, aussi entière que possible, de la minéralisation des eaux. Nous n'insistons pas sur les conséquences thérapeutiques qui découlent de ce résultat.

Les sels ainsi préparés, la compagnie fermière les expédie pour bains, soit en rouleaux, soit en flacons de grès, ou les emploie à la fabrication des *pastilles* de Vichy. Dans toutes ces opérations, un arrêté ministériel du 2 mars 1857 lui a imposé la surveillance active d'un commissaire du gouvernement, près l'établissement thermal, lequel préside à l'extraction et à l'expédition des produits. Il n'y a pas une boîte de pastilles, pas un rouleau, sortis des laboratoires de la compagnie, qui ne doivent porter la marque de cette vérification et de cette surveillance, de telle sorte que les sels naturels de Vichy n'arrivent à la consommation, qu'avec la double garantie d'une bonne préparation et du *contrôle de l'État*. C'est là une mesure excellente et qui certes vaut mieux que tous les brevets s. g. d. g.; et lorsque nous voyons l'État s'interposer ainsi entre la fraude et la santé publique, nous ne savons qu'applaudir.

AXIOMES

1. Les eaux de Vichy sont alcalines gazeuses et thermales, à des degrés différents.

2. Il y a douze sources à Vichy, huit naturelles et cinq artificielles.

*
* *

3. Toutes les sources ont les mêmes propriétés physiques.

4. Elles ne diffèrent physiquement entre elles que par leurs degrés de thermalité ; c'est la différence de température qui leur donne un goût différent.

5. Pareillement, toutes les sources ont les mêmes propriétés chimiques et sont composées des

mêmes éléments. Seules les quantités de ces éléments varient, mais dans des proportions peu importantes.

6. Chez toutes, le bicarbonate de soude constitue le principe dominant, et elles en contiennent environ cinq grammes par litre.

7. Elles sont très-chargées d'acide carbonique libre, dont elles contiennent une proportion moyenne d'un demi-litre par litre.

8. Toutes les sources naturelles sont plus chaudes et plus abondantes, celle des *Célestins* exceptée, et plus minéralisées que les sources artificielles.

9. Les sources artificielles contiennent plus d'acide carbonique libre que les sources naturelles, la source *Lucas* exceptée.

10. Dans les sources naturelles, l'abondance et la température sont toujours en raison directe, c'est-à-dire qu'elles augmentent ou diminuent en même temps, et, parmi ces sources,

toujours les plus abondantes sont les plus chaudes, et réciproquement.

11. La même corrélation et la même loi n'existent pas, pour les sources artificielles.

*
* *

12. Les eaux de Vichy s'administrent à l'extérieur et à l'intérieur, sous forme de bains, de douches et de boisson; mais il n'est pas indifférent de les administrer sous l'une ou l'autre de ces formes.

13. La cure thermale n'est pas de 21 bains, de 21 jours : sa durée n'a rien de fixe, rien d'absolu; elle est relative au malade et à la maladie.

14. Aucune des sources de Vichy ne possède de propriété spécifique particulière, et elles peuvent se remplacer l'une par l'autre, dans le traitement de toutes les maladies.

15. La réputation de spécialité que quelques-unes possèdent doit être considérée comme une indication bonne à suivre, eu égard à cer-

tains faits d'expérience, mais qui n'a rien d'absolu.

16. Dans tous les cas, la source la meilleure applicable est celle que le malade supporte le mieux.

17. Les eaux de Vichy sont stimulantes, et elles ne sont pas un médicament tonique.

18. Le bicarbonate de soude est l'élément minéral dominant, dans leur composition chimique ; mais il n'est pas l'agent spécifique, essentiel et unique de leur action thérapeutique.

*
* *

19. Les eaux de Vichy sont employées contre les affections chroniques, et seulement *chroniques*, qui ont leur siége dans les organes placés *au-dessous* du diaphragme.

20. Elles ne doivent pas l'être dans les maladies chroniques qui affectent les organes situés *au-dessus* du diaphragme.

21. Elles sont curatives dans la gravelle, le catarrhe vésical, les maladies du tube digestif, du

foie, de la rate, les coliques hépatiques, la cachexie paludéenne, la chlorose, etc., etc.

22. Elles sont préventives et efficacement palliatives dans la goutte, le diabète et l'albuminurie.

23. Dans la goutte, dans le diabète, etc., leur efficacité palliative dépasse celle de toutes les eaux minérales et de tous les remèdes connus.

24. Les eaux de Vichy, pour être salutaires, doivent être employées à petites doses.

FIN

NOTE

SUR L'UTILITÉ

DES VERRES GRADUÉS

POUR BOIRE

LES EAUX DE VICHY

A LA SOURCE

La note suivante a paru d'abord en brochure, il y a deux ans, et a reçu, dans son objet, le meilleur accueil de l'administration thermale.

Nous demandions qu'il y eût à Vichy, à l'exemple de beaucoup d'autres stations thermales, des *Verres gradués*, destinés à fixer les malades et les médecins, sur l'exacte quantité d'eau ingérée et prescrite.— Comment, sans cela, arriver jamais à appliquer et à apprécier sérieusement la thérapeutique thermale ! — La compagnie fermière a fait déposer, la même année, des verres gradués auprès de toutes les fontaines et le public, content, pouvons-nous dire, de cette innovation, s'est plu à la favoriser.

En ajoutant à la fin de ce volume la présente brochure, qui le complète, nous n'avons pas cru devoir la modifier en rien. Le sujet n'a pas vieilli et n'a rien perdu de son importance ; — dans le fond et dans la forme, la brochure reste ce qu'elle était.

C. D.

TABLEAU comprenant les quantités des divers composés salins, hypothétiquement attribués à 1 litre de chacune des eaux minérales du bassin de Vichy. (M. Bouquet.)

SOURCES DE L'ÉTABLISSEMENT THERMAL DE VICHY.

DÉNOMINATION DES SOURCES.	GRANDE-GRILLE.	PUITS CHOMEL.	PUITS CARRÉ.	LUCAS.	HÔPITAL.	CÉLESTINS.	NOUVELLE SOURCE DES CÉLESTINS.	PUITS BROSSON.	PUITS DE L'ENCLOS DES CÉLESTINS.	VAISSE.	PUITS D'HAUTERIVE.	PUITS DE MESSAMEL.
Acide carbonique libre.......	0,908	0,768	0,876	1,754	1,067	1,049	1,299	1,555	1,750	1,968	2,183	1,908
Carbonate de soude...........	4,883	5,094	4,893	5,004	5,029	3,103	4,104	5,867	4,910	3,637	4,687	4,046
— de potasse................	0,352	0,374	0,378	0,282	0,440	0,316	0,234	0,292	0,537	0,322	0,489	0,489
— de magnésie..............	0,303	0,336	0,335	0,275	0,200	0,328	0,354	0,243	0,338	0,382	0,501	0,425
— de strontiane.............	0,303	0,003	0,003	0,005	0,005	0,005	0,005	0,005	0,005	0,005	0,003	0,003
— de chaux.................	0,434	0,427	0,421	0,545	0,570	0,162	0,699	0,614	0,740	0,601	0,432	0,604
— de protoxyde de fer.......	0,004	0,004	0,004	0,004	0,004	0,004	0,044	0,004	0,028	0,004	0,017	0,026
— de protoxyde de manganèse..	traces	traces	traces	traces	traces	traces	traces	traces	traces	traces	traces	traces
Sulfate de soude.............	0,294	0,294	0,294	0,294	0,201	0,194	0,314	0,344	0,344	0,243	0,291	0,250
Phosphate de soude...........	0,130	0,070	0,026	0,070	0,046	0,094	traces	0,140	0,084	0,162	0,040	traces
Arséniate de soude...........	0,005	0,002	0,002	0,002	0,002	0,002	0,003	0,002	0,003	0,002	0,002	0,003
Borate de soude..............	traces	traces	traces	traces	traces	traces	traces	traces	traces	traces	traces	traces
Chlorure de sodium...........	0,534	0,534	0,524	0,548	0,548	0,534	0,550	0,550	0,534	0,308	0,534	0,355
Silice.......................	0,070	0,070	0,068	0,050	0,050	0,060	0,066	0,035	0,065	0,047	0,071	0,032
Matière organique bitumineuse..	traces	traces	traces	traces	traces	traces	traces	traces	traces	traces	traces	traces
TOTAUX.................	7,944	7,959	7,823	8,797	8,222	8,244	7,865	8,604	9,165	7,735	8,956	7,844

TABLEAU comprenant les proportions des divers principes, acides et basiques, contenues dans 1 litre de chacune des eaux minérales du bassin de Vichy. (M. Bouquet.)

SOURCES DE L'ÉTABLISSEMENT THERMAL DE VICHY.

DÉNOMINATION DES SOURCES.	GRANDE-GRILLE.	PUITS CHOMEL.	PUITS CARRÉ.	LUCAS.	HÔPITAL.	CÉLESTINS.	NOUVELLE SOURCE DES CÉLESTINS.	PUITS BROSSON.	PUITS DE L'ENCLOS DES CÉLESTINS.	VAISSE.	PUITS D'HAUTERIVE.	PUITS DE MESSAMEL.
Acide carbonique...........	1,48	1,429	1,418	3,348	1,749	1,705	1,617	3,074	3,199	1,834	3,640	5,029
— sulfurique.............	0,164	0,164	0,164	0,164	0,164	0,164	0,164	0,177	0,177	0,177	0,137	0,164	0,141
— phosphorique...........	0,070	0,038	0,015	0,038	0,025	0,050	traces	0,076	0,044	0,088	0,025	traces
— arsénique..............	0,004	0,004	0,001	0,001	0,001	0,004	0,002	0,001	0,002	0,004	0,004	0,222
— borique................	traces	traces	traces	traces	traces	traces	traces	traces	traces	traces	traces	traces
— chlorhydrique..........	0,334	0,334	0,324	0,324	0,334	0,344	0,344	0,334	0,318	0,334	0,002
Silice.......................	0,070	0,070	0,068	0,050	0,050	0,060	0,065	0,035	0,066	0,041	0,071	0,032
Protoxyde de fer............	0,003	0,002	0,002	0,002	0,002	0,002	0,020	0,002	0,013	0,002	0,008	0,012
Protoxyde de manganèse.....	traces	traces	traces	traces	traces	traces	traces	traces	traces	traces	traces	traces
Chaux......................	0,160	0,166	0,164	0,212	0,222	0,480	0,272	0,239	0,276	0,265	0,168	0,235
Strontiane..................	0,002	0,002	0,002	0,003	0,003	0,003	0,003	0,003	0,003	0,003	0,001	0,002
Magnésie....................	0,097	0,108	0,107	0,088	0,064	0,105	0,177	0,068	0,076	0,122	0,160	0,136
Potasse.....................	0,182	0,192	0,190	0,116	0,225	0,163	0,420	0,161	0,273	0,145	0,098	0,098
Soude.......................	2,588	2,536	2,545	2,504	2,500	2,500	2,424	2,500	2,486	1,942	2,368	1,957
Matière bitumineuse..........	traces	traces	traces	traces	traces	traces	traces	traces	traces	traces	traces	traces
TOTAUX.................	7,997	8,042	7,946	8,877	8,303	8,327	7,951	8,687	9,428	7,835	9,039	7,866

NOTE

SUR L'UTILITÉ

DES VERRES GRADUÉS

POUR BOIRE

LES EAUX DE VICHY

A LA SOURCE

> *Les Eaux de Vichy, pour être salutaires, doivent être employées à petites doses.*
> (Axiome 24.)

J'achève, par cette courte notice sur l'introduction et l'utilité des *Verres gradués*, l'œuvre que j'ai commencée à Vichy, il y a quatre ans :

Lutter pour conserver à la médecine thermale le caractère sérieux et scientifique qui lui est propre, et repousser la théorie morbide des acides et la prétendue action dissolvante et fluidifiante des eaux de Vichy ;

Combattre, dans l'administration des eaux, la déplorable méthode de la *saturation* et le dangereux système des hautes doses ;

Préconiser, au contraire, le système des petites doses, en m'appuyant de la chimie, de la physiologie et du sens commun, et le faire triompher avec les premières règles et les notions les plus élémentaires de la thérapeutique;

Ramener, enfin, à une détermination exacte et nette, le vague et l'indéfini qu'emporte avec lui ce mot de *doses*, grandes ou petites, et remplacer, dans les prescriptions médicales, le verre trop élastique et trop incertain, par une mesure de poids et de capacité précise, invariable et scientifique, le *gramme*.

En réalité, la tâche que je me suis donné de remplir se résume dans ce dernier terme : la détermination exacte de la quantité d'eau prescrite et ingérée. Là est son importance et sa valeur scientifique, et l'usage des *Verres gradués* en sera le couronnement pratique. Et cette tâche, si modeste qu'elle soit, j'éprouve un sentiment de joie à la constater, parce que du commencement à la fin, je l'ai accomplie, dans la limite exclusive de deux sentiments dont je m'honore : l'intérêt de la science et l'intérêt des malades.

L'introduction aux sources de Vichy des *Verres gradués et mesurés* au gramme, est une innovation qui, je l'espère, ne me sera contestée par personne. A cet endroit, je l'avoue, j'éprouve une grande facilité de scrupules et une honnête susceptibilité, et je ne voudrais pas être accusé de tondre le bien d'autrui, même de la pensée, moins encore assurément de la largeur de la langue! Aussi, lorsqu'un de nos confrères essayait, l'année dernière, de m'enlever la priorité actuelle du système des petites doses et de la détermination des quantités d'eau en grammes, et cela, parce qu'il savait, par la brochure même où nous avions attaqué la théorie des acides et la méthode de la saturation, — qui sont sa théorie et sa méthode, — que Claude Fouet, en 1686! avait recommandé de boire les eaux de Vichy avec modération; en vérité, ce n'était pas de bonne guerre, et moins encore de bonne justice. — Ne l'avions-nous pas dit nous-même! et voici dans quels termes :

« Il (Claude Fouet) se gardait bien de tirer de sa
» doctrine la funeste conséquence de ces libations
» outre mesure, qu'on a préconisées de nos jours, et
» de la saturation des malades par l'eau de Vichy [1].
» — Pour réussir infailliblement, dit-il, il faut boire
» peu par jour, par ce moyen les malades se trou-
» vent toujours soulagés et jamais incommodés; ils
» ont le bien des eaux et n'en ont pas les incom-
» modités. »

La vérité vraie est que Claude Fouet a, le premier, imaginé que *l'acide* était, à la fois, et le *Fils aîné du Soleil* et la cause unique de toutes nos mala-

---

1. Lettre critique sur la prétendue action dissolvante et fluidifiante des eaux de Vichy, p. 13.

dies! Telle est sa théorie. Vous la lui avez prise, sans le savoir ou sans le nommer; vous, c'est-à-dire tous les adeptes, tous les successeurs et partisans de M. Petit. — Claude Fouet recommandait ensuite de boire peu par jour à Vichy. C'était sa pratique, que vous avez dédaignée. Je la lui ai prise, en le sachant et en le nommant, et j'ai repoussé sa théorie. — Entre nous, voilà la différence. Je la note, et là-dessus nous pouvons argumenter.

Et lorsqu'un autre de nos confrères, beaucoup plus hardi, mais non moins partisan des doctrines de M. Petit, après avoir publié que les eaux de Vichy dissolvent les calculs biliaires ; — je dis bien les calculs biliaires ! une triple hérésie chimique, physiologique et pathologique — lorsque, dis-je, cet autre confrère improvisait tout à coup, l'année dernière, les petites doses et les donnait comme une inspiration à lui propre, ici encore ce n'était pas de bonne guerre et c'était un manque absolu de candeur et de logique. — Reprenons quelques dates.

C'est en 1860, qu'après une rude expérience personnelle et de nombreuses observations, sérieusement recueillies dans le service que j'avais dirigé, un an avant, à l'hôpital thermal militaire de Vichy; — en 1860, je commençai à attaquer, dans l'administration des eaux, le système de la *saturation*, alors seul en honneur, et je posai en principe et sous forme d'axiome : *que les eaux de Vichy, pour être salutaires, doivent être employées à petites doses.* — C'est l'axiome 24 [1], qui depuis m'a servi d'épigraphe, pour toutes mes autres publications.

En 1862, dans une *notice scientifique et médicale* destinée à devenir populaire [2], je voulus donner aux doses une précision et une valeur thérapeutique qu'elles n'avaient pas, et j'indiquai la quantité *maximum* de 700 à 800 grammes d'eau par jour, que le malade pouvait prendre avec profit.

Notre honorable confrère, de son côté, écrivait, dans cette même année 1862, les lignes suivantes, qui témoignent au moins d'une grande et naïve conviction.

« Je crois avoir *démontré, cliniquement*, la
» justesse de l'opinion théorique exprimée par cet
» habile observateur (M. Petit), sur la possibilité de
» la dissolution, ou tout au moins de la désagréga-
» tion des concrétions biliaires. » — A ceci, je réponds en passant, qu'un pareil tour de force CLINIQUE en exige logiquement un autre, celui de prescrire aux malades de dessécher journellement la *Grande Grille* ou le *Puits Carré*; je fais observer que les concrétions biliaires sont presque toujours formées par la cholestérine, un corps gras, qui peut se dissoudre assurément dans l'éther ou le chloroforme, mais que

---

1. Les eaux de Vichy, 1re édition, etc.
2. Album Vichy-Sévigné-Vichy, Napoléon.

les alcalis n'attaquent pas; je ne crois pas qu'il soit utile d'ajouter que les eaux de Vichy sont alcalines, mais ne contiennent pas un atome d'éther ni de chloroforme, et je poursuis.

— En 1863, soutenu par une expérience plus grande et une conviction de mieux en mieux assise, je fis paraître contre la *prétendue action dissolvante et fluidifiante des eaux de Vichy*, et contre la saturation, une *Lettre critique*, qui résumait pour moi six années d'observations et trois ans de luttes. Je publiai aussi la deuxième édition de mon livre sur *les Eaux minérales de Vichy*; et, dans ces deux publications, toujours inspiré par l'axiome 24; je l'avais mis à presque toutes les pages, au commencement, au milieu et à la fin, sur la couverture même, là où Montaigne écrivait : *Cecy est un livre de bonne foy.*

Or c'est en 1863 que ce même confrère, oubliant la *justesse des théories* de M. Petit et la dissolution des concrétions biliaires, CLINIQUEMENT démontrée, nous fit la bonne surprise de s'écrier : « Trop long-
» temps on a abusé, *à mon avis*, de cette eau miné-
» rale si riche en soude!... »

Et puis encore celle-ci :

« Pour la cure de Vichy, il convient de se borner à de petites quantités d'eau minérale en boisson... »

— Merci, mon cher confrère, de cette conversion

de circonstance! J'en fais votre chute sur le chemin de Damas; mais, avec votre permission, je signe le plus près possible, afin que le public sache que ces paroles de M. le docteur Willemin sont du docteur

CASIMIR DAUMAS.

janvier 1864.

A MONSIEUR LE DIRECTEUR

DE L'ÉTABLISSEMENT THERMAL DE VICHY

Monsieur le Directeur,

Vous êtes à la tête du premier établissement thermal de France, avec des attributions administratives nombreuses et des droits étendus. Vous avez, au delà des obligations médicales restreintes que vous impose le décret de concession, la libre disposition de faire ou de ne pas faire. C'est là le signe de la toute-puissance, et les malades sont vos tributaires.

En ce qui vous concerne personnellement, il y aurait, peut-être, mauvaise grâce à s'en plaindre. Sous votre direction, l'établissement de Vichy est devenu l'établissement balnéaire le plus complet de l'Europe, et la médecine thermale vous doit un concours et des facilités, qui aident puissamment à ses succès.

Tout ce qui touche à l'aménagement des sources, à l'hygiène et à la surveillance des cabinets de bain, à l'activité et à la régularité du service, au bien-être des malades et aux exigences variées du traitement thermal, est l'objet de votre constante et intelligente sollicitude.

Pour ces motifs, je me crois autorisé à signaler à votre attention l'usage des *Verres gradués* et mesurés au gramme, et à vous prier de leur donner une place aux diverses buvettes de Vichy. Vous le pouvez, Monsieur le Directeur, et j'espère que vous le voudrez.

Je viens d'indiquer les raisons d'intérêt scientifique, qui me font vivement désirer cette innovation. Il me reste à les appuyer de quelques développements. Mais, auparavant, je vous demande la permission d'ouvrir une parenthèse et d'accomplir un devoir.

À M. LE DOCTEUR ALQUIÉ

MÉDECIN-INSPECTEUR DES EAUX DE VICHY

Mon cher Maître et très-honoré Confrère,

Vous serez étonné, peut-être, que dans la présente question, je n'aie pas d'abord invoqué l'autorité de votre nom et réclamé votre patronage. C'était mon devoir, je le sais, et j'affirme aussi que c'était mon vif désir. C'était encore une occasion naturelle de rendre un plus complet hommage à cette longue carrière d'honneur, de dévouement et de travail, dont vous nous donnez le noble exemple et que nous devons au moins reconnaître par notre respect.

Mais, pourquoi lutter contre l'évidence des situations? On ne change pas la nature et les conséquences des choses en les niant, et lorsqu'un acte de l'autorité amène un déplacement de position immérité, est-il plus digne protestation, pour ceux qu'il frappe, que d'être les premiers à se soumettre et à l'avouer? — Je m'explique.

Le règlement de 1860, relatif aux établissements thermaux de France, a singulièrement réduit, il faut le reconnaître, l'importance thérapeutique des eaux minérales, au profit de leur gestion.

L'article 15 de ce règlement, en affranchissant nettement le malade de son médecin, a porté une rude atteinte à l'influence morale du corps médical et, par suite, du médecin-inspecteur qui en est le chef. Jamais la médecine, partout honorée et respectée, n'avait subi un échec plus violent. C'est une signification de déchéance complète, un arrêt d'inutilité sans atténuation.

J'éprouve un certain plaisir à marquer ainsi le coup et à mesurer la profondeur de la blessure. Aujourd'hui, que voit-on dans les stations thermales? et, pour ne parler que de Vichy : des malades qui demandent de l'eau et qui en veulent, à leurs risques et périls et pour leur argent; une administration qui a tous les droits, excepté celui de leur en refuser; vous, enfin, mon très-honoré Maître, dont heureusement le caractère élevé vous sauve personnellement d'une position impuissante. — De par le nouveau régime des établissements thermaux, l'action du médecin-inspecteur semble pouvoir se borner à la surveillance de quelques mesures administratives et à la saine régularité du service.

Aussi bien, la thérapeutique n'est pas précisément une chose essentielle à Vichy. La majorité des malades a perdu l'habitude de s'y baigner, pour guérir. On s'y lave ou on s'y noie, au petit hasard et au petit bonheur. C'est de la liberté individuelle, sans doute, comme l'ont pensé et voulu les auteurs de la réforme de 1860 ; — mais si c'était la liberté du suicide !...

Déjà, en son temps, j'ai apprécié cette réforme et le fameux article 15, avec une entière indépendance et une franche conviction. Préoccupé alors du sort des malades, ainsi égarés par ceux mêmes qui devraient les protéger et les maintenir, j'avais prédit que Vichy allait devenir une école de mécomptes ; mais ce que j'aurais pu ajouter, avec autant de justesse, c'est que la destitution qui atteignait la médecine, devait inévitablement rejaillir sur l'inspection et amener la suppression des médecins-inspecteurs.

La question, en effet, vous le savez, mon cher et honoré Maître, n'a pas tardé à se produire. Il y a plus d'un an, déjà, qu'elle a été posée, pour motif d'inutilité, et qu'on la discute. Les petites feuilles *aquatiques* s'en sont emparées et ont barboté à vase que veux-tu ? pour mieux éclabousser l'inspection menacée. Ainsi va le progrès ! et l'on entend parfois des hommes crier que le monde marche ! —

Henri IV institua le premier inspecteur, pour remédier à l'abus des eaux ; aujourd'hui on veut supprimer l'inspection, pour faire place à la *liberté !*

— Ma conviction est que la terre tourne et que le monde en prend le vertige.

On dit même qu'on a vu des membres de notre famille, des médecins diplômés, plonger dans le remous et y tremper leur plume, pour attaquer l'œuvre de Henri IV ; oubliant, sans doute, qu'en ses conditions restreintes, l'inspection médicale n'en reste pas moins une garantie de moralité pour l'administration qui la réclame, une garantie de sécurité pour le public, et pour nous un drapeau d'honneur, auquel, pour ma part, mon très-honoré Maître, je me rallie d'autant plus volontiers, que je respecte profondément la main qui le porte à Vichy.

Donc l'État, seul maître de nos sources, ayant concédé sa propriété et ses droits à une compagnie qui, en fait, est la première autorité de notre station thermale, qui administre l'établissement, gouverne les buvettes et dispense les eaux à toute une population de malades libres et proclamés tels, j'ai dû, même au nom de la science, recourir à elle et à son directeur, pour demander la réforme si avantageuse des *Verres gradués.*

Maintenant, mon cher et honoré Maître, veuillez accepter, je vous prie, comme un témoignage particulier de déférence, les quelques lignes qui vont suivre. Avec vous je n'ai pas à insister sur l'utilité des verres gradués — elle est évidente et le mot énonce la chose; — mais j'aurais peut-être à défendre le système des petites doses, cet enfant de mes convictions comme je le nomme, de mon éducation thérapeutique, de mes observations et de mes efforts. Je confesse, en effet, avec regret, que sans contester le principe sur lequel il s'appuie, ni l'expérience qui le confirme, vous ne l'avez pas encore adopté sans réserves...

Quoi qu'il en soit, j'appelle votre attention sur un de ses résultats les meilleurs. Je veux parler de l'idée plus juste, qu'on se fait actuellement, des eaux de Vichy, et de la crainte de leur abus qui s'étend, se communique, se généralise et fait du système des petites doses, le contre-poison à vrai dire du règlement de 1860.

Vous savez, mon cher Maître, que la doctrine de la saturation, toute d'entraînement, avait engendré, avec l'abus des eaux, la malheureuse croyance en leur parfaite innocuité. Or, dans de pareilles conditions, la liberté donnée à tous de boire et de se baigner sans autorisation, pouvait peut-être être acceptée, comme la juste condamnation de théories médicales erronées, mais à coup sûr elle menaçait de devenir un danger public. Il y avait donc là un coup à parer et toute une éducation à refaire. Il fallait détruire les préjugés, rectifier la confiance et les erreurs des malades, les avertir, leur faire connaître l'action énergique et puissante des eaux, les fâcheuses conséquences qu'entraîne toujours leur abus et très-souvent leur usage, quand cet usage n'est pas sagement ordonné. Ainsi la médecine, même méconnue, même condamnée, poursuivait sa noble mission et accomplissait son œuvre d'humanité.

Si vous voulez bien, mon très-honoré Maître, m'accorder, en dehors de toute question théorique, que le *système des petites doses* a eu ce premier et utile résultat, vous aurez donné à mes études leur plus honorable récompense. J'attendrai ensuite avec plus de patience leur triomphe scientifique certain.

— Le premier devoir qu'Hippocrate impose au médecin, ce n'est pas de guérir; c'est de ne pas nuire au malade : *Non nocet.*

Je reprends, monsieur le Directeur, ou, pour mieux dire, j'achève le court exposé de mes motifs en faveur des *Verres gradués*.

Il ne vous est pas difficile de deviner d'abord, en quoi le verre gradué consiste.— C'est le verre ordinaire, un contenant, limité à une dose convenue et mesurant une capacité invariable.

Comme unité de base, c'est le gramme, unité réglementaire de poids et de mesures. Ce verre, divisé ensuite en deux, trois ou quatre parties, égales en capacité, pour former le demi, le tiers ou le quart du verre : voilà tout. Rien n'est plus simple; c'est l'invention de la brouette, que les plus naïfs se font presque avantage de dédaigner.

Mais si l'idée des *Verres gradués* est modeste, il n'en est pas de même de son application. En ceci, je vous signale une utilité de premier ordre. Il ne s'agit de rien moins que de donner, à la médication thermale, la clarté et le sens exact qui lui manquent, et une valeur scientifique qu'elle est loin de posséder.

Dans une précédente publication, j'ai osé dire, en parlant de la médecine thermale, qu'elle n'avait ni principes déterminés, ni règles, ni méthode dans son application. La même franchise me fait dire ici, qu'elle est aussi indéterminée, aussi confuse, aussi fortuite dans ses résultats. — Vous le voyez, monsieur le Directeur, l'illusion me fait défaut; mais, vous-même, ne vous laissez pas tromper par les effets avantageux qui se produisent, ni par les cures merveilleuses, dont vous entendez parler journellement à Vichy. On ne fait pas de la science avec des guérisons inattendues, on fait de la routine heureuse.— Question de thérapeutique, du reste, qu'il est facile de vous expliquer, vous donnant ensuite, avec les *Verres gradués*, un des moyens de la résoudre.

Partons de ce principe que, pour soigner et guérir un malade, il ne suffit pas de connaître et d'administrer le remède qui lui convient.— On ne comprend pas assez cette vérité dans le public et il est bon de la noter.— La thérapeutique est un art plus difficile et plus compliqué : elle embrasse des conditions plus nombreuses et, parmi elles, une très-importante, que je veux citer : la netteté et la précision. Il faut préciser, certes ! et c'est le moindre des devoirs, quand on tient la vie d'un homme au bout de sa plume, et préciser de telle façon, que le malade ne puisse pas s'y tromper.

Or, ce qui fait la précision d'une ordonnance, c'est la dose : la dose sans laquelle il n'y a pas de clinique possible, pas d'observation valable ; des faits seulement, heureux ou malheureux, mais sans lien qui les unisse, isolés, incomplets, nuls. Nuls pour la science assurément, qui ne peut s'appuyer sur eux pour formuler une donnée exacte, ni un point de direction et d'enseignement, et non plus, avec eux, vérifier ni confirmer cette première loi de la thérapeutique qui veut, que les effets des médicaments varient et changent complétement avec les doses employées.

Ainsi, on ne parvient jamais à connaître exactement leur action réelle, et l'art si important de médicamenter reste un art dangereux au premier chef : ainsi, le travail et l'expérience de nos devanciers est pour nous sans utilité ni profit, et le médecin, réduit à son propre savoir et à sa propre expérience, fait œuvre d'empirique, je le répète, non de savant, obtient des effets de hasard et non des résultats prévus et raisonnés, dans les essais qu'il tente.

Et ceci est vrai pour la thérapeutique thermale, comme pour la thérapeutique générale. Vous savez aussi bien que moi, monsieur le Directeur, ce qui se passe à Vichy et de quelle façon chaque buveur y pratique l'usage des eaux et y expédie son traitement. C'est curieux, sinon amusant. Mais si vous aviez parcouru les traités d'hydrologie clinique et les monographies médicales, où sont consignées et détaillées des milliers de cures thermales, vous pourriez juger combien, en revanche, de ce côté, c'est peu instructif.

Nulle connaissance à tirer de ces observations, aucune règle fixe, aucun élément sérieux. Travail inutile assurément, et travail incomplet. Parce que, toujours, la précision et la méthode manquent dans l'administration des eaux ; parce que, jamais, la dose du médicament ordonné et ingéré n'a été rigoureusement déterminée et que, par suite, on se trouve constamment placé en dehors du problème scientifique, qui est l'essence même de la thérapeutique : — trouver le rapport exact qui unit le remède au malade et à la maladie.

Et voilà bien aussi pourquoi toute notre thérapeutique thermale se réduit à de simples et lointaines indications. On sait que dans telles maladies les eaux sont indiquées, et que, dans telles autres, elles sont proscrites. J'ai moi-même anatomiquement précisé et réduit en axiomes ces indications.

« Les eaux de Vichy ne doivent pas être employées dans les maladies, qui affectent les organes situés *au-dessus* du diaphragme. — Elles sont, au contraire, indiquées dans les maladies, dont le siége organique est placé *au-dessous* du diaphragme. » (Axiomes 19 et 20.)

Or, dans ces cas mêmes où les eaux sont ordonnées, on ne connaît vraiment bien qu'une chose : c'est qu'elles peuvent guérir ou ne pas guérir. Je vous laisse à deviner, monsieur le Directeur, ce que vaut pour la science un pareil acquit. Mais vous-même, qui ne faites pas profession de savoir médical, et qui n'avez que la permission d'être malade, ce dont Dieu vous garde! est-ce que cela pourrait vous rassurer et vous suffire en cas de besoin?

Encore une fois, en dehors des autres conditions qu'exige un fait clinique bien recueilli, où est la dose prescrite, dans les cas où le traitement thermal a réussi? et, dans les cas où les eaux ont échoué, où est-elle? voilà la question.

On parle à verres, il est vrai, dans les livres et dans le public; mais le verre actuel, vous le savez, ne fixe rien, ne détermine rien, n'exprime rien, sauf que les malades s'en servent pour boire. Avant l'invention des verres, les premiers hommes puisaient à la source avec le creux de la main, et certes, chacun a sa main! c'est reconnu. Le verre n'est donc qu'un terme de relation et d'infinie confusion.

Dans telles observations, il mesure, suivant le médecin qui les a consignées, 200 grammes ; dans d'autres 250 ou 300 : quant aux buveurs, ils l'entendent de toutes les dimensions et de toutes les capacités. Affaire de fantaisie et affaire de sources. Petit verre, à la source de *Mesdames* ; verre moyen, à *l'Hôpital* ; vrai verre à la *Grande-Grille* ; puis, aux *Célestins*, c'est la chope et la grande coupe des Burgraves ! Et chacun en use, et remplit et vide le sien, plus ou moins, depuis cinq jusqu'à vingt et trente fois par jour.

Oh ! je ne veux accuser personne, mais je connais l'objection. — A quoi bon, je vous prie, regarder de si près à la quantité d'eau prescrite, lorsqu'il ne s'agit que de boire et de se saturer pour guérir ? — Et l'on s'appuie, sur ce point, de l'opinion de M. Petit, qui, dans le but sans doute de pousser à la consommation, cite le fait d'un de ses malades, lequel, dans un violent accès de goutte, aurait pris 83 verres d'eau de Vichy, dans la journée, et *s'en serait bien trouvé !* — A cela, je réponds, en offrant du poison à tout le monde, et j'ajoute que Mithridate en usait avec facilité !

Il est inutile, monsieur le Directeur, de revenir avec vous sur les mécomptes et les insuccès qu'amènent de pareils écarts ; mais il faudrait, pourtant, affranchir enfin la thérapeutique de ces théories funestes, qui sont la négation de toute idée scientifique, et qui vouent forcément la pratique de nos thermes à l'ignorance, au hasard, à l'impuissance ou au danger. Joignons à cela le discrédit qui s'attache à l'efficacité des eaux, et encore certains froissements légitimes, que peut éveiller cette manière par trop légère de les ordonner.

Ceci, d'ailleurs, le public commence à le comprendre. Le malade a le tort bien naturel et très-juste de s'identifier avec son traitement, et, à ses yeux, tant vaut l'importance qu'on accorde à celui-ci, tant vaut le cas qu'on fait de sa maladie. Aujourd'hui surtout qu'il est libre, ce n'est pas pour entendre plaisanterie qu'il se décide à consulter un médecin, et il n'accepte pas du tout le sans-gêne qu'on apporte, à le diriger et à le surveiller dans sa médication. Il a raison, je le répète, et le moment est venu, je crois, où il faudra connaître et très-sérieusement administrer les eaux, sous peine d'être obligé de porter ailleurs l'exercice de son talent et de sa profession. C'est une révolution. Mais quelle surprise et quel désordre, pour les adeptes de M. Petit et les partisans de sa doctrine !

Étant donc admise, monsieur le Directeur, la nécessité scientifique et pratique des doses en thérapeutique, vous n'hésiterez pas à adopter la réforme des *Verres gradués*. J'aurais certainement beaucoup à ajouter et à écrire pour appuyer sa grande utilité ; mais n'est-elle pas évidente ? et vous pourriez croire que je veux forcer votre bonne volonté, toujours prête à bien faire. — Doser, pour le médecin, c'est faire preuve de savoir et de gravité ; pour le public, doser, c'est marquer en chiffres connus.

Combien de malades ne voyons-nous pas autour des fontaines, très-désireux de se rendre compte des quantités d'eau prescrites et de se conformer exactement aux conseils des médecins, très-embarrassés aussi d'y arriver, et qui, en définitive, y renoncent, faute de cette marque. Il y a là un grand inconvénient qu'il importe de faire disparaître, et plus, encore, il importe de faire cesser la confusion et l'obscurité, qui pèsent sur la médecine thermale.

La question ne doit plus être uniquement de prendre les eaux et de les ordonner. Il faut que le malade sache la quantité exacte qu'il en boit, — et il le désire ; il faut aussi que le médecin connaisse les doses qu'il en prescrit, et il faut qu'il les dise. Alors seulement on pourra juger de leurs effets, et il sera permis de recueillir des observations, de noter des faits, de les publier, et de raisonner avec précision sur l'action thérapeutique des eaux, et alors seulement aussi on pourra prétendre à une démonstration *clinique* quelconque.

Et qu'on ne dise pas que la précision, dans l'administration des eaux, est impossible, parce qu'il restera toujours à soumettre les buveurs aux exigences de la science et à les empêcher de dépasser les prescriptions médicales. Non; parce que, disons-nous aussi, c'est la gravité du médecin qui fait celle des malades. Quand le médecin parle sérieusement, avec conviction et sincérité, le malade obéit et suit exactement ses conseils, pourvu qu'il en trouve le moyen.

Et vous, Monsieur, qui, avec les *Verres gradués*, donnerez ce moyen aux buveurs, qui viennent demander la santé à nos thermes, vous aurez travaillé et contribué, plus efficacement que tous les livres cliniques, à édifier la thérapeutique thermale, et vous ferez ainsi œuvre de science et œuvre d'humanité.

Le *Verre gradué*, tel que je le comprends, contient 240 gr. d'eau minérale; expression d'une mesure pharmaceutique, identique aux divisions premières du Codex et se rapprochant, le plus, de la dose ancienne de 8 onces. Elle a sur les autres fractions du système décimal, qu'il semblerait plus naturel et plus facile d'adopter, l'avantage de pouvoir se subdiviser en chiffres ronds et de ne prêter à nulle équivoque. C'est une concession heureuse de la jeune génération médicale à l'ancienne, qui réunit, dans une entente commune, tous les médecins, toutes les habitudes et tous les formulaires.

Ce verre, ainsi expliqué et compris, je le voudrais, suivant le modèle, divisé en trois ou en quatre parties d'égale capacité, pour graduer, d'une part, le 1/3 et les 2/3 de verre : 80 gr. et 160 gr.; et, d'autre part, le 1/4, le 1/2 et les 3/4 : 60 gr., 120 gr. et 180 gr. — Pour la commodité et les convenances des buveurs, je ferais fondre aussi un *demi-verre*, d'une capacité totale de 120 gr., avec une graduation de 60 gr., le quart de verre ou la moitié du demi-verre.

Cela ferait donc trois modèles, que je précise en les rapprochant :

Le *verre gradué*, divisé en trois parties : 80, 160, 240 gr.;

Le *verre gradué*, divisé en quatre parties : 60, 120, 180, 240 gr.;

Le *demi-verre gradué*, divisé en deux parties : 60, 120 gr.

Je ne trouve rien à ajouter, monsieur le Directeur, sur l'élégance, les enjolivements et les décors à donner à la forme de ces divers modèles. C'est une question de goût, qu'il est naturel de vous laisser et que vous êtes, mieux que personne, capable de résoudre victorieusement.

Veuillez donc, je vous prie, agréer, pour mon dernier mot, les remercîments sincères de celui qui a l'honneur d'être

Votre très-humble serviteur,

Dr CASIMIR DAUMAS.

TABLE DES MATIÈRES

Dédicace...	1
Préface...	3
LES EAUX MINÉRALES DE VICHY.................................	11
Capitre premier...	18
Considérations générales, etc............................	18
§ 1er. Topographie. — Géologie............................	19
§ 2. Origine des eaux..	27
§ 3. Propriétés physiques et composition chimique des eaux...	35
Chapitre deuxième...	47
Sources de Vichy...	47
§ 1er. Sources naturelles.....................................	48
Grande-Grille...	48
Puits Carré..	59
Source Chomel...	61
Source de l'Hôpital.....................................	68
Source des Célestins...................................	76
Nouvelle source des Célestins........................	87
Source Lucas..	90
§ 2. Sources artificielles.....................................	96
Puits Brosson...	97
Puits Lardy..	101
Puits de Mesdames....................................	106
Puits d'Hauterive.......................................	110
Puits de Vaisse...	113

TABLE DES MATIÈRES

Tableau indiquant la température et le volume des diverses sources de Vichy dans l'ordre de leurs températures décroissantes	117
CHAPITRE TROISIÈME	118
TRAITEMENT THERMAL	118
§ 1er. Des divers modes d'administration des eaux. Idée générale du traitement thermal	118
§ 2. Traitement externe. — Bains et douches	136
§ 3. Traitement interne. — Boisson	151
CHAPITRE QUATRIÈME	156
EMPLOI ET EFFICACITÉ DES EAUX DE VICHY	156
§ 1er. Maladies traitées à Vichy	158
Maladies des voies digestives	160
Goutte	173
Chlorose (pâles couleurs)	182
Maladies des organes urinaires	186
Gravelle	186
Catarrhe vésical	195
Maladies du foie et de la rate (coliques hépatiques, etc.)	201
Maladies de l'utérus	213
Diabète. Albuminurie	221
DU MODE D'ACTION DES EAUX DE VICHY	229
CHAPITRE CINQUIÈME	232
EAUX DE VICHY TRANSPORTÉES. — SELS POUR BAINS ET BOISSONS	232
AXIOMES	243
Tableau comprenant les quantités des divers composés salins des eaux minérales du bassin de Vichy	249
Tableau comprenant les proportions des divers principes acides et basiques des eaux minérales du bassin de Vichy	249
Note sur l'utilité des verres gradués	249

FIN DE LA TABLE.

Impr. L. Toinon et Cⁱᵉ, à Saint-Germain.

OUVRAGES DU MÊME AUTEUR :

LETTRE CRITIQUE SUR LA PRÉTENDUE ACTION DISSOLVANTE ET FLUIDIFIANTE DES EAUX DE VICHY, etc. — Brochure in-8°.

NOTICE SCIENTIFIQUE ET MÉDICALE SUR LES EAUX MINÉRALES DE VICHY..... (Album : Vichy-Sévigné, Vichy-Napoléon.)

POUR PARAITRE PROCHAINEMENT :

DE L'INFLUENCE DES EAUX DE VICHY DANS LES MALADIES DE L'ESTOMAC ET DES INTESTINS. — Livre d'observations cliniques recueillies et publiées avec le concours des *médecins ordinaires* des malades. 1 volume.

DES COLIQUES HÉPATIQUES ET **DES CALCULS BILIAIRES** à Vichy. 1 volume.

Imprimerie L. TOINON et Cⁱᵉ, à Saint-Germain.

www.ingramcontent.com/pod-product-compliance
Lightning Source LLC
Chambersburg PA
CBHW052242220526
45471CB00001B/159